Version vom 09.09.2011

Sehr kurze Einleitung

Keiner muss denken, nur weil er nicht raucht, übermäßig trinkt, oder sonst einen unsteten Lebenswandel hat, kommt nicht in die gleiche Lage in der ich war.

Wenn Du dran bist, gehst du diesen Weg.

Und Du gehst ihn bis zum Schluss.

●

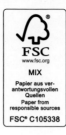

•

Ich bedanke mich natürlich bei meinen vielen Testlesern, die mir einiges an konstruktiver Kritik entgegen brachten, von der ich auch viel umsetzen konnte.

Ein ganz besonderer Dank geht an Monika Zarski. Sie hat außer einer Fehlerbereinigung auch unzählige Kommas und alternative Vorschläge in meine Seiten einfließen lassen, und sie hat zu Recht viele Ungereimtheiten hinterfragt.

Der Buchumschlag ist von mir entworfen und alle Bilder sind von mir gezeichnet worden. Die Idee zum Buch habe ich von meinem eigenen Erlebten abgeschaut und sofort notiert als ich wieder schreiben konnte. Nichts von diesen Erzählungen ist frei erfunden, höchstens etwas Lesergerecht aufbereitet worden.

•

•

Inhaltsverzeichnis 1

Kapitel 1: Eine etwas längere Einleitung

John Lennon sagte einmal:

„Life is what happens to you, while you're busy making other plans" oder auf Deutsch: „Das Leben ist das was passiert, während man damit beschäftigt ist, andere Pläne zu schmieden".

Und man schmiedet sich die Vorstellung zur Erfüllung seiner Träume.

Diese Erfüllungen sind oft nur mit Geld zu bezahlen. Bis auf die, die man sich mit Geld nicht erkaufen kann. Nämlich Armut und Liebe.

Also arbeitet man bis das Geld für eine gewünschte Anschaffung verdient ist, und leistet sich diese. Doch hat sich jeder, für den Du arbeitest, an Deine Leistungen gewöhnt und erwartet das immer von Dir. Da andere das erwarten, stimmst Du zu und glaubst an das Gleiche. Du arbeitest nicht mehr für Deine Wünsche sondern nur, damit Du mindestens an der Stelle bleibst, wo Du gelandet bist, und natürlich für Deine Bittsteller. Wenn die erste Stufe erklommen ist, dann bleibt es nicht bei der einen, denn die Zweite taucht schon am Horizont auf. Und Du sagst Dir: „Wenn die hinter mir liegt, mache ich langsamer, widme mich meiner Familie und lass mal Fünf gerade sein". Doch Du treibst Dich irgendwann selbst an, um die Erwartungen zu erfüllen. Du hast aber vielleicht letztendlich anderen erzählt was sie erwarten können.

Stress. Aus dem lateinischen Strictus, das Gespannte oder Angezogene. Ständiges schnelles Reagieren, bringt den Organismus dazu, auf hohen Touren zu fahren. Der Vorteil ist durchweg eine bessere Durchblutung.

Zum Veranschaulichen könnte die Technik kurz mal einspringen. Auf der Autobahn wird jeder wenig benutzte Wagen frei gefahren. Das System wird gereinigt. Doch jeder Kolbenschlag bringt ab einer Geschwindigkeit von etwa 16 m/s in der Zylinderwand eine Reihe von Abnutzungserscheinungen mit sich. Warum sollte das in einem Menschen nicht auch passieren? Doch so stark unterscheidet sich der Mensch gar nicht von einem handelüblichen Viertaktmotor. Abnutzung bleibt Abnutzung. Allerdings mit einer neuen Zylinderwand oder einem Stück Stangenzinn mit dem man hier oder da wieder abgenutztes Material wieder auftragen kann, ist es bei einem Mensch nicht getan. Wir Homo Sapiens sind ja so unperfekt und reparaturunfreundlich. Können wir auf die Version Mensch 2.0 warten?

Auch wenn bei jedem die Gründe für einen Schlaganfall medizinisch gesehen an einer anderen Stelle zu suchen sind, meistens hat man sich jedoch einfach zu viel zugemutet. Ich habe die Auswirkungen auch gespürt.

Ich, das heißt: männlich, momentan, also zur Zeit des Geschehens, 43 Jahre alt. Von Beruf: Gebäudeleittechniker, und dazu noch in leitender Position mit Personalverantwortung für verschiedene Gebäude. Soviel zu meiner bisherigen Berufsbezeichnung.

Da der Tag somit nicht wirklich ausgefüllt war, suchte ich mir natürlich ein passendes Nebengewerbe aus, das ich mit freundlicher Genehmigung der Firmenleitung auch offiziell betreiben durfte. Hier beschäftigte ich mich anfangs mehr mit grafischen Arbeiten. Layouts und Logos, oder auch einige Homepages für kleinere Unternehmen erstellte ich in meiner übrigen Freizeit. Irgendwann begann auch die Hardware oder auch einige Netzwerk-Geschichten mit einzufließen. Der Tag ist lange und soll nicht ungenutzt bleiben. Letztendlich wächst man mit seinen Aufgaben, und im Übrigen konnte ich einiges was ich bei diesem »Nebenbei« erlernte auch für den normalen Arbeitstag einsetzen. Das war das Positive daran.

Wenn ein Tag nicht geizte, und etwas übrig ließ, erinnerte ich mich sogar an einige Hobbys. Hier gab es zu einem das Fotografieren. Nein, nicht einfach nur auf den Auslöser drücken und einen Moment festhalten. Das war mir zu einfach und das konnte jeder. So legte ich mir hier einiges an spezieller Ausrüstung zu, mit dem ich nahe dran kam. Licht, viel Licht. Kurze Abstände, und die Objekte wurden zwischen dem Makro-Objektiv und Hintergrund eingeklemmt. So entstanden schöne Aufnahmen die ich aber gar nicht genießen konnte. Wann sollte ich dazu noch Zeit haben? Außerdem gab es auch einiges an meinen Aquarien zu basteln, aber die Technik stand doch mehr im Vordergrund als das lebende Innere. Die Ruhe zum Genuss war mir fremd. Und wie schon erwähnt, ist an allen PCs in meiner Reichweite kein Bit vor mir sicher gewesen. Auch für Sport konnte ich mich begeistern; der Wettlauf gegen die Uhr. Ich wirkte nicht wirklich eingerostet und fühlte mich fit und belastungsfähig. Außerdem bin ich meiner Ansicht nach bei klarem Verstand. Meine Frau ist da nicht immer meiner Meinung. Da ich des Öfteren verrückte Einfälle habe, fallen die Blicke von ihr dementsprechend aus. Trotzdem sagt sie: „Toll, Schatz". Aber der Blick meiner Frau spricht Bände, sie streitet es gerade ab. Aber dazu ist sie ja schließlich mit mir verheiratet. Wir heirateten sehr schnell und kurz entschlossen, nachdem wir erst seit acht Jahren zusammen waren. Unsere Kinder durften mitentscheiden. Obwohl ich schon immer ein Lokalpatriot war, machte ich hier wohlüberlegt eine Ausnahme. Es hieß, mit einer schwäbischen Frau kommt man zu was. Ich kam zu zwei Kindern und der Erkenntnis, eine gute Wahl in ihr getroffen zu haben. Meine zweite Frau, zumindest vom Zeitaufwand ist oder war - ich wollte mich doch ändern - die Firma für die ich arbeite. Nicht immer bleibt es bei 8 Stunden und nicht selten unter 10. Die tatsächliche Dunkelziffer bleibt unerwähnt. Der Aufwand wurde auch oft in einige Nachtstunden verlegt, aber das verraten sie bitte nicht meinen Vorgesetzten. Das Nachdenken oder das Lösen von Problemen nimmt viel Zeit in Anspruch, besonders wenn man schlafen sollte. Das senkt die Leistungsfähigkeit am nächsten Tag, jedoch folgt eine Nacht, in der man alles Versäumte ausgleicht.

Ohne dass man es merkt, steckt man gehetzt in der lateinischen Übersetzung von »Strictus« und gibt unbewusst den Römern die Schuld. Doch die brachten uns die Kanalisation, das entschuldigt einiges.

Kein Stress zu haben, bringt einem die Unterforderung, und das ist nicht Gesund. Mittlerer Stress bedeutet eine Förderung der Intelligenz, Ideenreichtum und Lösungsbereitschaft. Doch der Hohe ist, so lange er in einer kleinen Dosis serviert wird, phantastisch für die Erkennung der eigenen Grenzen. Hohe Dosen aber, und diese über einen langen Zeitraum, machen schnell abhängig und hinterlassen ihre Spuren. Deine Widerstandskraft sinkt und die eigene Auffassungsgabe lässt sich oft nicht für neue Dinge begeistern. Höchstens mit Gewalt, und genau an dieser Stelle fängt sich die Schraube an zu drehen. Und Du wirst machtlos.

Ich wollte es allen Bittstellern meiner Leistung gerecht machen. Das konnte ich nicht, und das kann keiner.

Doch zum Stressabbau schafft man sich am besten Hobbys an, eine Frau hatte ich ja schon. Ich hatte aber nur Hobbys die schon vor dem Stress da waren und die neuen bedeuteten wieder Aufwand in Form von Erlernen und zusätzlicher Arbeit. Mehr arbeiten war das neue Hobby. Aber es ist immer so: neue Besen kehren gut. So mussten die alten Gewohnheiten den neuen weichen. Die neuen Geister die ich beschwor, nahmen leichtfüßig auf meinen Schultern platz. Sie lobten meine Entschlussfähigkeit und meinen unermüdlichen Einsatz. Allerdings hatten sie scharfe Krallen und zerrten an meinen Sinnen. Nun waren meine Sinne nicht mehr offen für die Dinge, die mich eigentlich entspannen sollten.

Ich wollte immer, weil das ein überlegener Charakterzug ist, ein ruhiger Mensch werden. Diesen Zug erwischte ich jedoch nicht, musste ihm nacheilen und sprang auf den anderen, den Schnellen. Und überholte mich schließlich selbst.

In der Schule war ich immer der Mittelmäßige. Der geringste Aufwand für größtmögliche Erfolge. Dieser Erfolg hieß leider nur Hauptschule. Bestimmt hätte ich noch mehr erreichen können, aber wenn ich jetzt meinem Umfeld oder meinen Lehrern die Schuld für meine Misserfolge geben würde, wäre das unfair. In Punkto lernen hatte ich leider all zu oft gefaulenzt, doch im Gegensatz zu anderen Tätigkeiten weiß man beim Faulenzen nie, wann man damit fertig ist.

Mit dem letzten Zeugnis das ich erhielt, wurde mir aber trotzdem die verpasste Chance klar, aber nicht bewusst. Erst nachdem ich meine Lehre beendet hatte, fing ich damit an, das verpasste Interesse aufzuholen. Mit dem Verstand eines Erwachsenen fällt das leichter, allerdings bekommt man keine benoteten Beweise mehr dafür. Aber jede Menge Selbstwertgefühl und Bestätigung von, und natürlich für sich selbst. Wenn das auf fruchtbaren Boden fällt, bleiben Versagensängste, so wie in der Schule, aus. Vielleicht dadurch blieb es mir verwehrt mit solchen oder ähnlichen Ängsten umzugehen, doch davon später. Ich eignete mir sehr viel Wissen aber nie Weisheit an. Das reichte mir auch, da ich mich in der Tiefe immer eingeengt fühlte. Freiheit ist, wenn Du ausweichen kannst.

Die Masse der Menschen machte mir seit jeher ein eher ungutes Gefühl. Mit einem oder zwei kann man reden oder Streit haben, aber mit sehr vielen? Nein. So suchte ich immer die Ruhe und konnte allem widerstehen, außer der Versuchung selbst. Wenn ich ein Gift kostete, wählte ich für mich immer nach Schwarz oder Weiß aus. Ich eignete mir schon sehr früh eigene Meinungen an. So erkannte ich, dass man sich von einer Masse abheben konnte, auch wenn man gar nicht in ihr ist. Der Nachteil ist aber leider, dass man die Weisheiten anderer erst mal überdenkt, nicht immer befolgt, und seine eigenen Erfahrungen macht. Erfahren heißt erfahren und nicht erzählt bekommen. Und die Erfahrung braucht man, um sie später seinen Enkeln zu erzählen.

Diese Geschichten, die immer mit: „Als ich noch jung war ...." anfangen.

So hörte ich natürlich auch nicht immer auf die, die mir sagten, dass ich mal langsam machen sollte. Ich hatte natürlich auch nicht die Zeit dazu darüber nachzudenken. Das kann ich ja auch später tun, wenn ich mich mit meinen Enkeln darüber unterhalte.

Wie jeder Motor, der auf Dauer zu stark belastet wird, lief auch ich nicht mehr rund.

Drei Jahre zuvor hatte ich im Abstand von fünf Monaten zwei Operationen an den maroden Bandscheiben hinter mir. Und heute erst erinnerte ich mich rückwirkend an einen Zwischenfall im Krankenhaus, den ich erst jetzt als eine Art Vorereignis zu dem einstufte, was mir in den folgenden Wochen passiert ist.

Doch unaufhaltsam kam hier noch einiges auf mich zu mit dem ich nicht rechnete.

Der Körper spricht, und ich hörte nicht zu.

Hierzu gibt es ein schönes Zitat:

„Geh Du vor" sagte einst die Seele zum Körper,

„Auf mich hört der Mensch nicht. Vielleicht hört er auf Dich".

„Ich werde krank werden", sagte der Körper zur Seele

„dann wird er Zeit haben für Dich".

•

Kapitel 2: Der Anfang

Es begann Anfang Februar 2007 mit ganz normalen Kopfschmerzen.

Wenn es so etwas wie »normale« Kopfschmerzen überhaupt gibt. Doch sie wurden abnormal stark. Stechend und bohrend, und ließen ab und zu sogar nach. Bis auf Null. Dann war ich beruhigt, machte das Licht an, denn ich verbrachte viele Wochen im Dunkeln, und stand mit der Gewissheit auf, dass sie wiederkommen werden.

Man ist wie gelähmt und nimmt an der normalen Zeitrechnung nicht mehr teil. Die Stunden fliegen und bleiben doch still stehen.

Alle möglichen Arten der Schmerzen wurden vermutet. Vom Cluster-Schmerz bis zu einer Entzündung des Trigeminus-Nervs.

Für den Cluster-Schmerz war es jedoch zu andauernd, zu lange anhaltend. Die normale Schmerz-Periode dauert hierbei zwischen einer ¼ Stunde und etwa 3 Stunden. Aber dieses dauerte einfach zu lange. Die Endzündung des Trigeminus-Nervs kommt auch häufig vor. Die obere Verästelung läuft am Kopf seitlich am Auge entlang. In dieser Gegend waren auch meine Schmerzen. Allerdings war ich nicht wirklich in der Lage, den Schmerz sehr punktuell zu lokalisieren. Das Ausstrahlen war einfach zu stark. Nach einer Behandlung mit einem Antiepileptikum hörten die Schmerzen tatsächlich auf. Erst hinterher fiel mir auf, dass ich zwischenzeitlich auch einige Aspirin zu mir nahm. Der enthaltene Wirkstoff, Acetylsalicylsäure, hat eine blutverdünnende Eigenschaft, die hier, ohne das es bewusst wurde, positiv eingegriffen. Die Diagnose auf die genannte Entzündung des Trigeminus-Nervs war vermutlich richtig, zumal der kürzlich durchgeführte MRT-Scan auch gezeigt hat, dass im Kopf alles in Ordnung ist. Zumindest anatomisch.

Kein Grund sich irgendwie Sorgen zu machen. Mein Hausarzt, der ein sehr guter Diagnostiker ist, hatte alles Nötige getan, um mich wieder auf die Beine zu stellen. Zwar sollte ich von ihm aus noch eine Woche zu Hause bleiben, schon wegen meines »leicht« erhöhten Blutdrucks - systolisch 180 bis 200 zu irgendwas - aber mehr als drei Wochen »gelben Urlaub« wollte ich mir doch nicht gönnen. In der Firma lief eh schon alles drunter und drüber.

Ich achtete auch kaum auf meine starke Gewichtsreduzierung von Anfangs 105 kg bis auf unter 87 kg. Meine Jeans waren nicht mehr prall gefüllt, und die Hosenrückseite flatterte jetzt einsam im Wind. Ich fühlte mich wie ein Hungerhaken, einfach schwach und zerbrechlich. Ich ging, ohne es zu merken, jeder Kraftanstrengung aus dem Weg. Meine bisher recht festen und trainierten Arm- und Brustmuskeln waren weg. Rückenmuskeln, Fehlanzeige. Treppen mit 4 Stufen verwandelten sich zum 8.000er, fast unüberwindbar. Wo war die Kraft in mir? Ich war erschöpft, sobald ich nur meinen blanken Arm für einige Sekunden nach oben streckte. Aber das wird schon wieder, wenn ich irgendwann wieder arbeiten gehe.

Montags, also am 26.02., hatte ich noch einen Termin beim Arzt, und ich fühlte mich doch nicht so wohl, also blieb ich noch mal zu Hause. Bis viertel vor 5 halt ich es ja noch aus.

●

Was Sie nicht wirklich wissen müssen:

Die hier von mir beschriebenen Symptome beruhen nicht auf einer medizinischen Ausbildung, sondern aus dem Gehörten und Aufgefassten unzähliger Arztbesuche. Und natürlich dem, was ich in meinem jeweiligen Zustand zu diesem Zeitpunkt verstanden habe. Machen Sie mich nicht dafür verantwortlich, wenn es unter dem Auge zwickt und Sie haben dann doch keinen Schlaganfall.

Die genannten Medikamente waren keine Vorbeugung oder absolute Hilfe um einen Schlaganfall vorzubeugen, sondern lediglich ein Versuch, den vielleicht von mir in dieser Zeit kompliziert beschriebenen Schmerzen, auf die Spur zu kommen.

Kapitel 3: Es passiert

Im Nachhinein rekonstruiert, machte es im laufe des Vormittags irgendwann »Klick« im Kopf. Als ob eine Feder leise aus ihrer Position rutschte. Ich wusste noch nicht, dass das erst der Anfang war. Es war das Geräusch einer platzenden Ader. Dem muss zuvor ein Blutstau der Sinusvene voraus gegangen sein. Das waren die Kopfschmerzen. Ausgelöst durch die leichte Quetschung des Gehirns, weil dieser entstandene Ballon einfach mehr Platz brauchte.

Nach diesem Klick, der mir aber erst Wochen später bewusst wurde, begann die Verwandlung von Dr. Jekyll zu Mr. Hyde.

Allerdings fiel mir langsam auf, dass sich momentan meine Kopfschmerzen aufgelöst hatten. Irgendwann ging ich ohne bestimmten Grund in die Küche, mein rechter Arm schlief dauernd ein und ich merkte beim Laufen, dass auch mein rechtes Bein ein Eigenleben entwickelte. Eigenleben ist zuviel gesagt, eigentlich war's ja wie tot. Es versuchte ständig unter mir wegzukullern. Die Intervalle, in denen das alles passiert, wurden immer kürzer, und sie hielten im Gegenzug immer länger an. Erst dachte ich, ich werde dieser neuen Situation schon Herr werden, doch irgendwann begann ich darüber nachzudenken. Ein Fehler im System. Was konnte das sein, und was konnte ich ausschließen?

Ich erwartete noch einen Arbeitskollegen zu Besuch und wollte mich noch umziehen, also ging ich noch mal kurz ins Schlafzimmer.

In der Hoffnung, dass meine tauben Extremitäten bald wieder gehorchen werden, hatte ich eine Stunde zuvor vorsorglich gebadet. Doch das Wasser kam mir jetzt heißer und eindringlicher vor als sonst. Prickelnd strömte die sonst so wohltuende Wärme in meinen Körper und die Dichte des Wassers umschloss fest und eindringlich meine Haut. Ein ungutes Gefühl trieb mich jedoch bald aus dem Nass. Ein warmes Bad hilft doch sonst gegen einiges, natürlich auch gegen starke Verschmutzungen, doch das war jetzt nicht mein Problem. Rückenschmerzen konnten auch gelindert werden, warum also sollte nicht der Bewegungsapparat Vorteile daraus ziehen können und doch noch in Gang kommen?

Einige Minuten hatte das Baden auch geholfen. Nur einige Minuten? Seltsam?

Nicht so einfach der gewünschte Kleiderwechsel, mit einem intakten Arm und einem intakten Bein, und einer intakten Gesichtshälfte. Nur einer intakten Gesichtshälfte? „Streikt die rechte jetzt auch noch?" sagte ich zu mir. Ich machte ganz leise Sprechübungen: A, O, I, E. Es war ein stammeln wie mit locker geschlossenen Lippen. Wird schon gehen, dachte ich mir. Mein Kollege ist schon da und meine Frau hat ihn schon in Empfang genommen. Und sie hat noch nichts von meiner Störung mitbekommen, also raus aus dem Zimmer. Mein rechtes Bein ging jetzt so einigermaßen hinter mir her. Ich setzte mich an den Tisch und begrüßte ihn. Na ja, so konnte man das nicht unbedingt nennen. Es hat sich eher so angehört, wie der sprechende Hund von Loriot: Humm Hmm Humm. Ich versuchte mich zu konzentrieren und versuchte es nochmals. Es sollte heißen: ich glaube, ich habe einen Schlaganfall.

Einen Schlaganfall? Ja, das war es. Nur das konnte es sein.
Ende und Aus!.....

Nein, so schnell nicht.

Meine Frau tat für einen solchen Moment das einzig Richtige:
Eins, Eins, Zwo.

Und ich lag schon bald fertig im Bett positioniert, zum Abholen bereit.

●

Kapitel 4: Ab ins Krankenhaus

Der Malteser-Bund kam mit 2 Wagen, einem trägen Rettungswagen und einem Sportkombi für den Notarzt.

War auch nötig, denn mir ging es ...., na, ich sag es lieber nicht.. Als erstes gab es von den herein kommenden Sanis und/oder Ärzten eine Infusion, und zuvor die erste von wirklich über 100ten Nadeln. Ich spürte fast nichts.

Irgendwann werde ich mit Sicherheit ganz anders über die viel gerühmte chinesische Hochkultur mit ihrer blöden Akupunktur denken. Ich dachte an ....? Ich weiß es nicht mehr, ich glaube, ich ergab mich erstmal meinem Schicksal. Plötzlich gingen mir 1.000 Dinge durch den Kopf. Durch das Gehirn, dass nicht mehr so war wie am vorherigen Tag. Es wurden die, für die Ärzte so wichtigen und üblichen Fingertests gemacht. Arme nach oben, die Handflächen auch. Ein Arm will nicht, ist schon klar. Augentest mit der Taschenlampe, Pupillen ok? Spüren Sie das? Nein, rechts nicht. Können Sie laufen? Ich glaube nicht. Es wird besser sein, wenn wir Sie mit dem Stuhl nach unten tragen. Au weia, dachte ich, die werden doch nicht etwa einen Stuhl von der Esszimmergarnitur nehmen? Ok, das hier ist ein Notfall, aber die halten das nicht aus. Ich dachte schon daran, dass die sich schlecht leimen lassen. Aber ich sah, dass sie einen eigenen Stuhl hatten. Wenn der reißt, dann können die den selber schweißen. Das Blöde ist nur, wenn der nicht hält dann sitze ich mit drauf und dieses Szenario findet dann im engen Treppenhaus statt. Im Gedanken fantasierte ich die Geschichte schon weiter und hätte beinahe losgelacht. Mein Zustand ließ es aber nicht zu. Meine Eltern standen plötzlich in der Tür und sahen mich besorgt wie nie an. „Was hast Du?" fragte meine Mutter. Ich antwortete ehrlich und so gut es ging: „Einen Schlaganfall". Gerne hätte ich ihnen eine andere Antwort gegeben. Aber welche? Mir wurde klar, dass Eltern die ihre Kinder verlieren, bestimmt mehr mitmachen als umgekehrt. Ohne natürlich in Frage zu stellen, dass

Kinder auch sehr viel verlieren. Ich nahm mir vor, so etwas nicht zuzulassen.

Eltern verlieren ihre eigene Zukunft, Kinder ihre Herkunft.

Ich komme zurück, sagte ich mir. Mein Vertrauen auf Gott wird mich einfach unterstützen. Ohne natürlich die Ärzte und deren Wissen auszuschließen.

Ich wurde also die Treppe hinunter getragen. Der Malteser-Stuhl hielt, ich bin nicht die Stufen herunter gefallen, und ich brach mir kein Bein. Schwein gehabt.

Da lag ich nun auf der Liege im Krankenwagen, der schon die ganze Zeit die Durchfahrt in unserer Straße blockierte. Keiner hupte, es war still. Als ob jeder wusste was los war. Und diese Stille wurde ohne Vorwarnung vom Zünden des Dieselmotors des Transporters zerrissen. Die Fahrt ging los. Ich hatte mich überhaupt nicht von meiner Frau verabschieden können. Viel zu schnell ging alles. Die Fahrt ins Krankenhaus schien ewig zu dauern. Der Krankenwagen war laut und dröhnte entmutigend. Von der Liege aus sah ich alles Gewohnte aus der Patientenperspektive. Von diesem Horizont aus sah ich die Baumkronen, die Giebel der Häuser und die Reklame- und Autobahnschilder. Ab und zu durchschlug sich meine Orientierungslosigkeit mit einem inneren: „Ach, hier sind wir". Bis ich plötzlich den Himmel nicht mehr sah. Es wurde dunkel und trüb. Undurchdringliches Grau. Wir standen unter dem schmutzigen Vordach der Notaufnahme.

●

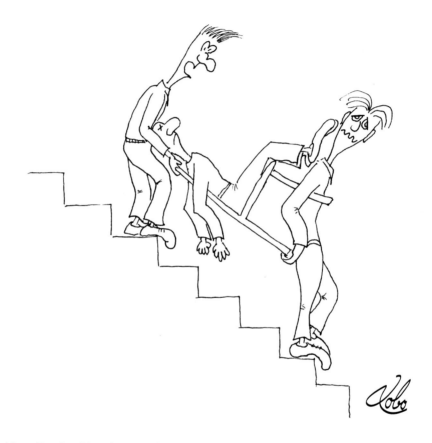

Hast Du das Knacken auch gerade gehört?
Das hat sich wie ein Stuhlbein angehört.

Kapitel 5: Im Krankenhaus

Viele unbekannte Gesichter standen bereit und rollten mich in den geschäftigen Bauch des Krankenhauses. Unter den vielen neuen Gesichtern die sich jeweils nur für einen kurzen Moment über mich beugten, kristallisierte sich auch ein Vertrautes heraus. Meine Frau saß die ganze Zeit, von mir unbemerkt, in der vorderen Kabine des Krankenwagens. Wenn ich das nur gewusst hätte, es hätte mir viel von meiner Angst genommen und mir Kraft gegeben.

Der Arzt der Notaufnahme hatte sogar schon meine alten MRT-Bilder in Augenschein genommen. Meine Frau dachte wirklich an alles. „Mit diesen Bildern bin ich aber nicht zufrieden" sagte Dr. Schulz „Wir machen schnell andere, dieses Mal mit Angiographie, damit man die Venen sieht".

Bei der Angiographie wird zuerst ein Kontrastmittel in das Venensystem eingespritzt. Vorrangig werden allerdings sogenannte Leerlaufaufnahmen angefertigt und danach geht es zur Pflichtkür, um die »richtigen« Bilder per Magnetresonanz zu schießen. Dabei können so störende Bildelemente wie Knochen oder sonstige unbrauchbaren Elemente ausgeblendet werden, damit die Auswertung vereinfacht wird. Bitte Lächeln.

Auf die Schnelle noch ein EKG, dann wurde ich in die Röhre gestopft. Der linke Arm hatte, im Gegensatz zum »faulen« rechten, allerhand zu tun. Er hatte die Aufgabe, die Infusion mit dem Kontrastmittel über die Armbeuge in sich aufzunehmen, und falls es mir schlecht geht, den kleinen Druckluftball mit der Faust zu zerquetschen. An seinem verschlauchten Ende hing eine Membrane die wahrscheinlich lautstark meinen schlechteren Zustand verkündete. Währenddessen registrierte mein Gehirn nur noch das Wummern und Schlagen der Magnetspulenbefestigungen unter den Verkleidungen der Röhre. Ansonsten war mein Hirn wie auf Standby. Als es still wurde, zog mich eine fremde Hand vom Rohrinneren wieder ans künstliche Licht. Eine andere musste die Infusionsflasche

halten. Hatte ich diese überhaupt noch dran? Mein Herz pochte träge. Alles wurde mir so unwichtig und egal. Irgendwann standen meine Frau und das Bett mit meinem »Ich« als Inhalt, hoffend in der Wartehalle unter einer Deckenlampe. Die hatte wohl gerade nichts Besseres zu tun als mich zu blenden. Doch sie tat nur ihre Arbeit und ich schloss Frieden mit der Lampe, und meine Augen. „Wir haben die Ergebnisse" hörte ich Dr. Schulz sagen und sah in die Lampe, die mich jetzt doch nervte. „Ihr Mann hat eine Thrombose im Kopf, und zwar in der Sinusvene, und natürlich einige Veneninfarkte, was aber nicht so schlimm ist. Also ich meine nur die Veneninfarkte alleine. Ansonsten hat das alles bei ihm einen Schlaganfall ausgelöst" bekam meine Frau zu hören. Und ich eigentlich auch.
Also doch ein Schlaganfall. Keine Vermutungen mehr, es stand fest.

Die Sinusvenen, oder, damit es wichtiger klingt, mit ärztlichem Latein ausgedrückt, als »Sinus durae matris« bezeichnet, kann man sozusagen auch als gesamten Systemrücklauf bezeichnen. So ziemlich alles was durch die vier großen Arterien ins Gehirn oder jedes andere Bauteil oberhalb der Schulter nach oben befördert wird, sollte zwangsläufig auch durch diese genannten Venen wieder kontrolliert nach unten rutschen. Wenn das nicht geschieht, kann, wie in meinem Fall, eine Sinusvenenthrombose vorliegen oder man hat eine erhebliche Kopfverletzung. Letzteres erkennt aber auch der Laie.

●

Was Sie nicht wirklich wissen müssen:

Die Beschreibungen einiger Untersuchungsmethoden wurden von mir aus frei zugänglichen und öffentlichen Enzyklopädien im Internet oder allgemeinen

Patienteninformationen zusammengetragen und sind mit Sicherheit nicht dazu geeignet, Vollständigkeiten oder Unterlassungen anzuprangern.

Kapitel 6: Auf der Station

Einen Augenaufschlag später fand ich mich im 4.Stock wieder. Ich kam in die so genannte »Stroke Unit«. Das hörte sich gut an und man konnte sich ungemein wichtig vorkommen. Die »Stroke Unit« eben, nicht einfach nur Schlaganfall-Abteilung.

„Ihr Blut ist zu dick", erklärte mir Frau Dr. Vogler, die mich unten in der Notaufnahme in Empfang genommen hatte. Na und, dachte ich mir, das war ich selbst vor 3 Wochen auch. „Jetzt muss das Blut mit einem Blutverdünner verflüssigt werden". Ein Perfusor, das ist ein kleiner elektrisch angetriebener Ersatz für einen Krankenpfleger, der dauernd und gleichmäßig auf eine mit Heparin gefüllte Pferdespritze drückt. Und so ein Ding wurde an mir angeschlossen. Dieser Blutverdünner könnte natürlich auch getrunken werden, denn es ist eine erhebliche Menge, die im Laufe der Zeit verabreicht wird, aber leider kann unser Magen-Darm-Trakt nichts damit anfangen, und so verlässt das Medikament ungenutzt unseren Körper. Also geht es nur über den Weg einer Dauerinjektion. Zuerst wurde ich mit 2,8 ml/h aufgefüllt und irgendwann in der kommenden Woche wurde es auf 4,2 ml/h gesteigert. In der Braunüle steckte ein kleines T-Stück, denn ein Abzweig wurde noch für normale Infusionen benötigt, und ich wusste im Moment noch nicht, für was das alles nötig war. Keiner fragte mich ob mir das recht sei. Selbst wenn ich gewollt hätte, wie hätte ich mich denn wehren können? Alles, was momentan auf meinen Körper eindrang empfand ich als Angriff. Wo ich doch nichts als schlafen wollte. Innerlich kämpfte ich gegen alles an. Und warum sollte ich mich gegen Menschen oder Arzneien sträuben, die mir helfen wollten oder konnten.

Der Kampf gegen meinen jetzigen Zustand musste an einer anderen Stelle und zu einer anderen Zeit geführt werden, doch dazu musste ich stark genug sein. Und genau das war ich bei Weitem noch nicht.

Ich fühlte mich nur noch elendig. Ich war nicht in der Lage zu sprechen oder mich irgendwie mitzuteilen. Aber irgendwie spürte ich auch die Hand meiner Frau. Wer sollte jetzt auf sie und die Kinder aufpassen, wer löste jetzt die Probleme, die meine Eltern oft mit der verdammten Technik im Haus hatten, ging mir durch den Kopf. Aber nicht lange. Mein Zeitgefühl ging verloren, meine Sinne verdrehten sich und ich schlief erst mal ein. Doch nur für kurze Zeit. Die laut tickende Zimmeruhr zeigte kurz vor Acht an. Welcher Tag es war, das war nicht von Bedeutung. Es musste etwas Blut abgenommen werden. Ein kleiner Piks, was ist schon Blutabnehmen, die Ampullen wurden gefüllt und ich konnte feststellen, dass ich immer noch nur halbseitig funktionierte. Die Welt drang nur noch links auf mich ein. Meine Stimme war weg und es kam nur noch ein der Welt entrücktes Stöhnen aus meiner Kehle. Ich starrte noch einige Löcher in die Wand und zum Ausgleich auch einige in die Decke. Und ich glaube, ich verabschiedete mich noch von meiner Frau, oder umgekehrt. Die Zeit hatte mich verloren und ich war nicht mehr bei Bewusstsein. Für eine lange Zeit. Es floss alles an mir vorbei..

Mit meinem Kopf war ich einer Halbwelt aus realem Traum und verschwommener Wirklichkeit mit orange-braunen Farbtönen. Unwirkliche Gestalten, die aus einer Umgebung aus foliengleichen Gebilden hinaus wollten und an irgendeiner Stelle darum baten, dass das geschehen mag, was gerade passiert. Was es war, das bekam ich vom Sinn nicht mit. Dunkel abgesetzte Verästelungen an den Wänden. Als ob ich mein gesamtes Aderwerk von innen sah. Groß und geräumig, ich war in meinem eigenen Pulsschlag gefangen. Fließend, ohne Stillstand. Aber mit einer wohltuenden Stille, die ich hören konnte. Formen und Figuren, in denen ich keinen Sinn erkannte. Lichtspiele wie in einem Kaleidoskop. Ich sah mein Gehirn von innen und schaute mir meine Wunden an. Defekte, die mich ausgeschaltet hatten. Es gab in dieser Welt keine Hektik und auch kein Ärgernis. Stille, Andacht, es wird schon wieder. Ich brauche nur noch Zeit. Was war die Zeit? Nur immer das Erkennen von einem Ende des Augenblicklichen.

Ich machte mir noch keine Gedanken um dessen Bedeutung, ich ließ mich mit ihm treiben, wie in einem unwirklichen Fluss. Alles war verzerrt und realitätsraubend. Die Geisteskraft, sie ist nicht mehr bei ihren Sinnen. Nicht mehr bei klarem Verstand. In diesem Standby wird er nicht mehr benutzt. Überflüssig. Er würde es nicht mehr begreifen. Ich sah ein Licht, das auf mich zukam. Oder bewegte ich mich? Rund und grell, es verursachte keine Schmerzen, so kam es näher zu mir. Ich durchschwamm diese gleißende Form. Ich fand mich in ihr wieder und etwas zog mich langsam an das Land des Lebens. Die Zeit war sich immer noch nicht bewusst, was ich von ihr wollte. Irgendwann gewannen meine Wachzustände die Oberhand und verbreiteten langsam das grelle Licht der realen Welt. Ich war mir nicht sicher, wo ich lieber war.

•

Kapitel 7: Der erste Anfall

Aus diesem Traum riss mich das unsympathische Zünden der Leuchtstofflampen in den Blechkästen über meinem Kopf. Das Licht ging an, Frau Dr. Aster kam herein. Es war etwa drei Uhr. Ich registrierte sie nur im Halbschlaf. Ich fühlte an meiner tauben Haut das Kratzen einer feinen Nadel, die in eine Ader meines rechten Arms wollte.

Sie kam keinen Millimeter hinein. 1.000 Volt jagten durch meinen Körper und durch mein Gehirn. Stoßweise und anhaltend. Eine regelrechte Explosion verwandelte mich in ein zuckendes Stück Fleisch. Ich war nicht mehr Herr meiner Sinne. Mein Blick schoss durch den Raum um alles und nichts zu erfassen. Wer kontrollierte mich gerade? Mein Puls raste. In unglaublich hoher Frequenz krampfte und löste ich mich fast gleichzeitig. Unartikuliertes Gestöhne kam aus meinen Stimmbändern. Ich atmete und hechelte wie ein gehetztes Tier. Meine Seele brodelte und kochte. So also ist das, wenn man stirbt, wenn die Seele vom Körper getrennt wird. Wenn ich gekonnt hätte, dann hätte ich so laut geschrien wie nie zuvor. Nur um meinen Schrei zu hören und nicht mehr meinen scheinbar sterbenden Körper zu fühlen.

So schoss nicht das Leben an mir vorüber, sondern nur der Moment. Ein Moment der allgegenwärtigen Ewigkeit, die ich gerade empfand.

Doch plötzlich, plötzlich erfasste ich, dass ich nur noch tief und laut atmete. Minuten lang. Ein und Aus, immer wieder. Es nahm fast kein Ende. Die Luft strömte durch meine Lungen und ich war dabei das Leben wieder einzusaugen. Gott, was war das? Hilflos und verloren, dem Sterben so nahe. Was war geschehen? Meine Augen versuchten fragend den Raum zu erfassen, in dem ich mich befand. Ich spürte, dass ich selbstständig atmete. Mein Atem wurde flacher und flacher, bis ich eine Stimme hörte: „Geht's wieder?". Man hatte mir eine Dosis Valium zum Pferde betäuben verpasst.

Das, was sich in den wenigen Stunden Schlaf in meinem Kopf wieder gerade gebogen hat, lag jetzt weit hinter mir. Im vorherigen Schlaf spürte ich zeitweise, dass einige Finger der rechten Hand zum Teil kontrollierte Bewegungen zuließen. Aber jetzt lag ein armförmiges Stück Etwas neben mir, dass noch nicht mal eine Zuckung zuließ. Schnell fiel ich wieder in den vorhin beschriebenen Traum. Ihn träumte ich noch 4 oder 5 Nächte in Fortsetzungen bis alles darin vorkommende Leben aus diesen imaginären Gebilden herauskam und sich manifestierte. Merkwürdigerweise war das der Moment, in dem sich eine deutliche Besserung meines Zustands zeigte. Ich dachte an Dr. Aster, obwohl sie als Ärztin schon einiges gesehen haben muss, hat sie mit Sicherheit einen riesigen Schreck bekommen, als ich vor ihr plötzlich solch einen Anfall bekam. Drei Stunden später kam mit der nächsten Nadel auch der nächste Anfall. Worauf ich wieder Valium bekam, und nochmals gescannt wurde. Bei diesem Scan zeigte sich leider noch eine Verschlimmerung meines Zustandes, es wurde noch ein neues Blutgerinnsel entdeckt. Vielleicht kamen deswegen die Anfälle.

Im Krankenhaus wurde ich wegen den plötzlichen Anfällen zur traurigen Berühmtheit. Blutabnehmen wurde zur Gefahr für den, der zustach, und den Empfänger der Nadel, also mich.

Am kommenden Vormittag wollte mir eine russische Ärztin die Nadel verpassen, und ich konnte mich noch nicht mal einigermaßen mit den Händen verständlich machen, weil sie eben noch nicht richtig funktionierten. Der restliche Körper hing an den Händen dran und verhielt sich solidarisch dazu. „Steche ich nur mit Nadel, macht nix" sagte die Ärztin. Ich deutete mit der linken Hand ein Nein. „is nix schlimm" sagte sie. „Ich bekomme einen Krampf" versuchte ich zu nuscheln. Doch sie verstand es nicht. „Erzählst Du später" sagte sie, „mach ich erst Spritze rein". Ich konnte die Ärztin mit allen in meiner Macht stehenden Mitteln, und das war nicht viel, davon abhalten, mir eine Spritze zu setzen, beziehungsweise mir Blut abzunehmen. „No dann setzt anderer halt später". Glücklich sank ich in mein Kissen zurück. Ohne dass jemand mit Valium oder einer Tablette neben mir bereit stand, war das Blutabnehmen sehr riskant für mich. Es musste aber sein, deswegen war es nur ein zeitlicher Aufschub. Jedes Blutabnehmen war damit verbunden, meine Haut so lange zu perforieren bis die gewünschte Flüssigkeit zum Vorschein kam. Meistens wurden gleich 3 Ampullen abgefüllt. Und das gleich 3 Mal am Tag. Ich überlegte, wie viel in mir täglich produziert wird. Nicht aus Sorge, dass ich langsam ausgesaugt wurde, nein, ich machte mir lediglich Gedanken um die enttäuschten Ärzte, die dann leer ausgingen, um an weiteren Stellen erfolglos einzustechen, bis sich wieder Krämpfe einstellten. Der Rekord lag bei 7 Einstichen, die Ärztin entschuldigte sich dafür, aber die Löcher in meiner Haut und auch in meiner Seele nähte sie nicht.

Für die ersten Tage waren das auch die zeitlichen Punkte, an denen ich meine Anfälle bekam. Immer wenn ich meinen lahmen Körper wieder soweit unter Kontrolle hatte, dass ich das als Fortschritt bezeichnen konnte, warf mich ein solcher Anfall um Tage zurück. Genau zu diesen Tagen als ich hilflos war. Ohne Sprache. Ohne Bewegung. Zwei Schritte nach vorn und einer zurück. So bewegte sich meine Verfassung. Aber irgendwann merkte ich, dass meine Anfälle weniger intensiv wurden. Die hohe Dosis der verabreichten Antiepileptiken begann zu wirken. Nach meinen Ärzten zufolge, durfte bis 4.000 mg dieses Wirkstoffes dosiert werden. Ich bekam 3.750 mg. Jeden Tag. Und trotzdem hatten die Ärzte zur Profiflaxe immer einige Milliliter Valium schussbereit liegen, sobald sie nur in meine Nähe kamen.

Obwohl viele medikamentöse Vorkehrungen getroffen wurden, kam sogar zu so genannten Katalyse-Effekten. Sobald Frau Dr. Aster mit einer Spritze bewaffnet ins Zimmer kam, auch wenn es nur meinem Bettnachbarn galt, löste sich bei mir, mit dem rechten Handgelenk beginnend, ein Krampfanfall aus. Das rechte Handgelenk ist ab dieser Zeit meine persönliche Achillesferse geworden. Kurz vor solch einem Anfall kam meine Frau zu Besuch und Dr. Aster kam mit dem spitzen Zubehör ins Zimmer. Als ob ich es irgendwie ahnte, bat ich sie an so einem besagten Tag hinauszugehen. Ich wollte nicht, dass sie mich so, in meinen Krämpfen verloren sieht. Sie wusste zwar durch die Gespräche mit den Ärzten, dass ich Krampfanfälle hatte, konnte sich aber kein Bild davon machen.

Keiner, der das nicht erlebt hat, kann sich wirklich vorstellen, was in einem Körper in solchen Momenten abspielt. Ich habe es zwar in einigen Zeilen zuvor versucht zu beschreiben, so mag es jeder der in einer ähnlichen Situation war, auch anders empfinden. Doch auch die besten Worte treffen nie das Wahre. Weil es hierzu einfach keine passenden Worte für dieses Gewitter in einem Körper gibt. Man wird von seinem eigenen Körper vergewaltigt und bloßgestellt.

Ich wollte nicht, dass meine Frau das sieht. So hilflos und weggetreten. Sie sah eigentlich einen anderen Menschen. Der Krampf kam natürlich, und ihre weibliche Neugier trieb sie vom Flur in mein Zimmer. Sekunden vorher hörte sie mein Stöhnen, eine Ärztin rufen und eine Schwester eilig aus dem Zimmer rennen. Sie sah mich in meinem Zappeln vertieft im Bett liegen. Was musste sie von mir in diesem Moment gedacht haben? Dass sie jetzt einen pflegebedürftigen Mann hat? Dass die schönen Jahre jetzt vorbei sind und ich nur noch dahin sieche? Ich weiß nicht, was ich im umgekehrten Fall gedacht hätte. Frauen sind in solchen Situationen ganz anders.

Irgendwann durfte nur noch ausgewähltes Personal in meine Nähe und an meine Venen. Schnellschussfähige und Zielgenaue. Viele Ärzte oder angehende Mediziner trauten sich nicht mehr an mir zu werkeln. Nur die Guten kamen durch.

Hier wurde praxisnah und sehr früh die Spreu vom Weizen getrennt.

Eine Ärztin kam auf die Idee, mir eine halbe Stunde vor dem Einstich eine Beruhigungstablette zu verabreichen. Mein Körper war damit schon sehr viel entspannter. Meine Psyche auch. Zwar war ich nicht so entspannt, dass ich auf einer weißen Wand Comics sehen konnte, aber es wirkte. Auch meine Adern spürten das und ließen das Eintauchen der Nadel bereitwilliger zu.

Doch meine, zumindest für mich spürbare Wehrlosigkeit, nahm noch ganz andere Formen an. Man ist eben den Ärzten und deren Machenschaften völlig ausgeliefert. Man kann sich als Laie nicht im Geringsten vorstellen, ob diese oder jene Prozedur wirklich nötig ist, oder ob man vielleicht doch ein Proband für undokumentierte Versuche ist.

●

Kapitel 8: Künstlich ernährt

Einige Tage nach meiner Einlieferung meinten einige der Schwestern und sogar meine eigene Frau, dass ich irgendwie Schwierigkeiten beim Schlucken hätte. Die hatte ich aber wirklich nicht. Also, ich meine kaum spürbar. Also, ich meine für mich. Ich konnte, wenn ich mich nur genügend konzentrierte, den Umständen entsprechend ganz ordentlich schlucken. Keiner glaubte mir das. Nur, was wollte ich in meiner Lage tun? Alle redeten auf mich ein. „Sieh mal, Du hast doch vorhin auch beim Essen gehustet", meinte sogar meine Frau fürsorglich. Und alle Gefahren wurden aufgelistet, was passieren kann. „Das Essen kann in die Luftröhre kommen und sich festsetzen, und ein Auspumpen der Lunge oder sogar eine Lungenentzündung können Sie jetzt nicht zusätzlich gebrauchen", meinte auch noch ein Arzt. Wie sollte ich mich denn wehren? Ich musste den Schlauch zur künstlichen Ernährung eingeführt bekommen.

Die Ärztinnen stellten mir ganz gefühlvoll die Frage: „Wer soll es denn machen, eine Schwester oder ein Pfleger?". Ich dachte mir eigentlich, am besten einer der es gut kann.

Ich dachte hier selbstzynisch an das Blutabnehmen, das bei manchen Ärzten erst nach dem fünften Anlauf klappt. Und ich stellte mir fünf Schläuche in der Speiseröhre vor, und das gleichzeitig und in sich selbst verdreht.

Aus einer anderen Station kam extra ein asiatischer Mediziner »angereist«, mit dem mir schon bekannten Dr. Feld im Schlepptau. Er konnte auf alle Fälle gut Blutabnehmen, das beruhigte aber nicht die große Skepsis in mir gegenüber dem »Nasenschlauch«.

Ihre mitgebrachte Ausrüstung bestand jeweils aus einem Paar Gummihandschuhen, essbarer Gleitcreme und das wichtigste...
dem Schlauch.

Der kam durch ein frei wählbares Nasenloch, ich entschied mich für links, bog dann im Rachenraum durch die vorgeschriebene Bahn ab in Richtung Speiseröhre und danach senkrecht nach unten in den Magen. So weit jedenfalls die Theorie. Na lecker. Doch noch war er, also der Schlauch, in seiner schützenden Hülle aus antiseptischen und durchsichtigen Plastik. Ich genoss jeden Augenblick, in dem er noch eingepackt war.

Und schon war er draußen.

Und schon war er mit der Gleitcreme benetzt.

Und schon war er 5 cm vor meiner Nase.

3 cm davor...

2 cm davor...

1 cm davor...

... in der Nase. Und zwar in meiner Nase.

3 cm drin...

5 cm drin...

„Schön weiter atmen, nicht würgen".

Würgen?

Genau das machte ich. Selbst als der Schlauch mittlerweile wieder draußen war, wehrten sich meine Speiseröhre, die Atemwege und wahrscheinlich auch die Organe die sonst am Schlucken gar nicht beteiligt waren, was das Zeug hielt.

Aber nach 10 Minuten, zwei gänzlich verschlissenen Medizinern, und einem erschöpften »Ich« war die Sache erledigt.

Ging doch prima, oder?

„Ich hab noch keinen vor mir gehabt der sich innerlich so dabei gesträubt hat" raunten sich die Beiden zu.

Ich fühlte mich irgendwie erniedrigt und sank verschlaucht in mein Kissen zurück.

Später kam eine Schwester und hängte einen Beutel mit überflüssigem Brei an die Infusionsstange. In einem appetitlichen Grau-Grün, wie flüssige und vorverdaute Leberwurst, strahlte er mir entgegen, und ich hatte wirklich keinen Hunger. Eigentlich, jetzt erst recht nicht mehr. Und mein Magen wurde trotzdem mit dem unglaublichen Beutelinhalt befüllt. Und ich musste zusehen. Aber der einzige Vorteil war, dass dieser Brei unterhalb meiner empfindlichen Geschmacksknospen aus dem Schlauch in den Magen austrat. So werde ich glücklicherweise niemals erfahren wie dieses Zeug schmeckte. Außerdem fühlt sich so ein Schlauch, auch wenn er gerade ruht, das heißt wenn er gerade nichts transportiert, genauso unwirklich an. Du fühlst das Schlauchende im Magen, auch wenn die Mediziner sagen: Das kann nicht sein. Du fühlst es. Du fühlst ihn wenn er Senkrecht in der Speiseröhre hängt und die Seitenwände in Deinem Inneren berührt. Du fühlst ihn am Gaumen wenn Du schluckst. Und Du fühlst ihn als Fremdkörper aus der Nase hängen und willst ihn immer unbewusst abwischen.

Am kommenden Tag versuchte ich mich nach einer Beruhigungstablette, meine liebevolle kleine blaue Freundin, zusammen zu reißen. „Mir geht es gut, das Schlucken geht prima und wird übrigens nur durch den Schlauch behindert. Eigentlich könnte er jetzt raus, oder!?"

Der Schlauch wurde jetzt bei den Ärzten zur Beratung freigegeben.

„Wenn die Schluckbeschwerden wieder auftauchen?",

„Dann kommt der Schlauch wieder rein",

„Der Patient macht aber enorme Schwierigkeiten beim Einführen des Schlauches",

„Er wird sich dran gewöhnen müssen",

„Ich habe ihn vor einigen Minuten untersucht, er schluckt wie ein Großer, und ich glaube wir können es wagen"

Jeah, ein kleiner Sieg für mich.

Das Einführen des Schlauches hatte ich ja schon beschrieben und das Rausziehen ist auch ein sehr unangenehmes Gefühl. Eine Schwester hält dich fest und spricht Dir Mut zu. Aha, es wird doch kritisch. Sagten die Beiden eben nicht „Das ist gar nicht so schlimm"? Die andere zieht wirklich gaaaaanz laaaangsam den Schlauch aus Dir. Alle 27 Meter. So kommt es Dir jedenfalls vor. Du spürst das Reiben in Dir. Die Bewegungen in Deinem Inneren, am Magen, am Gaumen und in der Nase. Und dieser Weg ist verdammt lange. Hier erspare ich mir alle Details, sonst wird es mir schlecht. Baah!

Du schüttelst Dich noch mal kurz, und es ist vorbei.

Bei der nächsten Mahlzeit wird selbst das Krankenhausessen zum Hochgenuss, wenn nicht immer um den Schlauch herum geschluckt werden muss. Und wenn Du natürlich wieder alleine mit Messer und Gabel essen kannst. Gut, mir fällt nach wie vor das Besteck aus der Hand. Ich halte es zu locker, zu weit an den Fingerkuppen und nicht mit allen Fingern. Und wenn alle diese Fehler zusammenkommen, dann scheppert es eben auf dem Tablett. Das Essen wird zum Geduldsspiel. Links zu essen wäre etwas einfacher, aber ich muss lernen, wie es früher war. Ich darf mich nicht umgewöhnen sondern ich muss mich wieder eingewöhnen. Die kleinen portionierten Krankenhauspackungen mit jeweils 12½ Gramm Butter oder 16⅔ Gramm feiner und vorgekauter Frühstücksleberwurst lassen sich mit einer zittrigen Hand wirklich super öffnen. Man gewöhnt sich irgendwann an das sofortige und vollständige Ablösen der Lasche mit der wahrheitsgemäßen Aufschrift»Hier Abreißen« und greift ganz motorisch zum Messer, und trennt die Behälterchen von der anderen Seite auf. Die therapierbare Feinmotorik fängt schon morgens während des Frühstückens an. Im Moment unkontrollierbarer Zuckungen der Nerven schleudert mir zeitweise alles aus den Händen und ich bin jedes Mal froh wenn mein Zimmernachbar diesen Ausrutscher mit dem fliegenden Messer unbeschadet überlebt.

Auch hier liegt noch ein Weg vor mir.

●

Kapitel 9: Das Müssen

Nun ja, also da gibt es aber ein Thema, dass auch für einen Schlaganfallanfänger sehr schwierig ist.

Es ist das Müssen.

Keine Angst, es geht nicht ins Detail.

Da ich ja am ersten Tag recht spät eingeliefert wurde, war also dieser Tag kein Problem mehr. Aber es kam auch ein weiterer Tag hinterher. Die fehlende Zeit die ich in einem Traum verbrachte war mir nicht bewusst. Mein Bewegungsapparat hatte sich von Krämpfen in der Nacht einigermaßen erholt. Auf alle Fälle so weit, dass ich die paar Meter schaffen konnte. Aber das entstandene Problem musste sorgfältig geplant und ausgeführt werden.

Planung:

Aufstehen, die sanitären Einrichtungen aufsuchen und wieder zurück ins Bett.

Problem 1:

Der gestörte Gleichgewichtssinn.

Überwindbar.

Vom Bett bis zur Badkeramik geht der Weg in S-Form. Wenn ich in der gleichen Schwingung torkele dann merkt keiner was und ich laufe vermeintlich stabil. Auf dem Rückweg bin ich übrigens erleichtert und kann mir einige Schwankungen erlauben.

Problem 2:

Der Perfusor.

Überwindbar.

Der Anschlussschlauch, der an der Braunüle, (oder peripherer Venenkatheter), im Arm endet, ist lang genug. Das Gerät lässt sich tragen und zur Not auf dem Waschbeckenrand abstellen.

Problem 3:
Die Schwester.
Unüberwindbar.
Sie hörte nur: Toilette und war sofort mit der Bettpfanne zugegen. Es war noch in der Zeit als ich noch nicht richtig sprechen konnte.

Kleine Übung für zwischendurch: Zähne zusammen drücken und die Lippen gerade soweit öffnen, so dass eine Münze durch passt und ja nicht die Zunge bewegen, und bitte nachsprechen: „Toilette, bitte keine Bettpfanne". Na, das klingt doch sehr verständlich?

Die Schwester versteht sofort, holt einen Rolli bei dem der Sitz mit einem großen Loch versehen ist, hakt die Bettpfanne ein und will mich damit ins Bad fahren. Wohl damit ich wenigstens das Gefühl habe, dass beim Geschäftlichen alles wie sonst ist. Ich will das aber immer noch nicht.

Zweite Alternative.
Der gleiche Stuhl, derselbe Raum, aber diesmal ohne Bettpfanne. Der Klo-Rolli passt mit seiner Aussparung direkt über die Sitzfläche der Toilette. Doch das ist mir immer noch nicht recht. Ich wiederholte nochmals meine »Sprechübung« von vorhin. Denkt hier eigentlich einer der Beteiligten daran, dass es eilig ist und ich seit gestern, oder keine Ahnung wie lange, nicht mehr war?

Dritte Alternative.
Ich werde gestützt ins Bad geführt, gezielt hingesetzt und natürlich bei offener Tür bewacht. Nach geschickter Verhandlung meinerseits

einigten wir uns auf eine geschlossene Tür mit gelegentlichem Kontrollieren nach Bedarf. Und das funktionierte.

Ich weiß, ich bin ein Dickkopf, aber genau deswegen konnte ich wieder einen Sieg verbuchen.

Ich war erschöpft, aber erleichtert.

•

Kapitel 10: Sauberkeit

Wann Du Dich in der kleinen Welt des Krankenhauses sauber oder schmutzig fühlst, das entscheidest nicht Du selbst. Das entscheidet die Tageszeit, und die Schichteinteilung der Schwestern. Patientenwaschen und das gleichzeitige Neubeziehen des Bettes ist eine geschickte Sache. Es fängt an, in dem der Patient so weit wie möglich aus seinen alten Kleidern gepellt werden muss. Das geht zügig, wenn zumindest eine Körperhälfte noch funktioniert. „Alles ausziehen" kommandiert die Schwester mit einem Augenzwinkern, damit es nicht so streng klingt. Selbst ich empfand, und das will was heißen, keinerlei Schamgefühl dabei. Die Situation »wehrlos und ungewaschen im Bett« lässt einiges zu. Und „Alles ausziehen" heißt auch „Alles Ausziehen". Das Betttuch wird, nachdem man sich auf die entgegen gesetzte Seite der Schwester gedreht hat, in Richtung Rücken gestopft. Dann wird der Rücken nebst seiner Verlängerung gewaschen und das alte Betttuch fängt das verschmutzte Wasser selbstopfernd auf. Dann wird das neue Tuch auf die blanke Matratze gespannt und man darf sich mit dem sauberen Rücken wieder auf das frische Tuch rollen. Danach werden die zurückgebliebenen Fetzen auf der anderen Seite entfernt und das letzte sichtbare Stück der Matratze bedeckt. Meine Frau könnte das zu Hause genauso machen, aber nach einem kurzen „Raus hier" muss ich immer aufstehen damit es nicht so lange dauert, und ich muss dann vom Türrahmen aus zuschauen wie sie sich am Bett vergreift. Irgendwo hat so ein Krankenhaus auch Vorteile. Auch wenn es nur wenige sind.

Man bekommt geholfen und glänzt danach wieder schön.

Und die Dinge die sowieso nur der eigenen Frau gehören, darf man selber waschen.

Wäre das nicht so und man würde an eine zur Schwester umgeschulten Fleischereifachverkäuferin kommen... .

Ich möchte diesen Gedanken nicht zu Ende führen.

Meiner Frau erzählte ich natürlich, nur um aus purem Übermut ein bisschen Eifersucht zu schüren, dass die weibliche Person, die mich waschen durfte, eine besessene 19-jährige Schwesternschülerin war und keine 52-jährige 2-fache Mutter.

Nach einigen Tagen der überwachten Übung darf man offiziell alleine ins Bad, aber bloß nicht abschließen. Schloss man trotzdem ab, und sei es nur ganz im Gedanken, oder gar aus Versehen und absichtlich, hörte man ein dumpfes „Nicht abschließen, bitte" durch die Tür. Nur das Gefühl zu haben, dass man alleine im Bad sein könnte, war schon eine richtige Wohltat.

Nichts gegen die 52jährige Mutter, sie war nett, jedoch...

Im Übrigen übernahm meine Frau ab jetzt die Begleitung in die Dusche, damit ich nicht auf dumme Gedanken komme.

Aber so gesund, also für ehebelastende Gedanken, fühlte ich mich dann doch nicht.

•

Kapitel 11: Ich und Gillette

Ich hatte nach einigen Tagen auch das Bedürfnis mich zu rasieren. Die daraus resultierenden Schnittwunden waren innerhalb weniger Tage verheilt. Durch den Blutverdünner, den ich bekam, sah der Kampf „Ich gegen Gillette" auch viel männlicher aus. Natürlich erwischte ich durch meine fehlende Feinmotorik auch beim zweiten und auch dritten Durchgang nicht alle Barthaare, zauberte jedoch immer mehr dieser roten Streifen auf meine Wangen.

Die Motorik benimmt sich hier wie die Bewegungen eines Kranes an dem einige Rollen oder auch Seile fehlen. Der Befehl oder die Bewegung nach oben wird übernommen und ausgeführt, aber irgendwann muss auch der Stopp-Befehl gesetzt werden, also Gesicht in Reichweite, das funktioniert vielleicht auch noch, aber die Bewegung muss nicht nur ausgeführt werden sondern die Hand muss auch gehalten werden. Ab einem gewissen Punkt schlägt die Schwerkraft zu und der ganze Arm fällt geradezu, wenn er an dem gewünschten Bewegungsradius angekommen ist, zur anderen Seite um. Dort wird er in seinem Fallen durch das Waschbecken begrenzt und der nächste Versuch kann gestartet werden. Die gesamte Koordination passt hinten und vorne nicht. Bewegungsabläufe über die man sich bisher nie Gedanken machte, werden zur Qual. Man erkennt wie viele Muskeln für eine einfache Geste nötig sind. Und wenn eine kleine Störung vorliegt stimmt der ganze Ablauf nicht. Auch wenn das Gehirn durch Durchblutungsstörungen oder Ähnliches in seiner Aufnahmefähigkeit blockiert ist, nimmt man trotzdem diese Störung wahr.

Ich beschloss dieses Unternehmen auf später zu verschieben und störte mich nicht weiter an den übrig gebliebenen Stoppeln.

Auf alle Fälle war das Rasieren, egal ob nass oder trocken, die ersten paar Mal wie eine Schwerstarbeit. Ich wollte es ja wie das Essen mit rechts und nicht mit links machen. Hier merkt man erst welche Koordination beim Bartstoppelnentfernen und Hautdurchtrennen nötig ist. Ich brauchte Kraft, um den Arm nach oben zu bringen und hier zu halten. Das war für einen kurzen Augenblick machbar, jedoch gleichzeitig die neue 3-fach Klinge mit verbesserter Rutscheigenschaft so exakt um die Konturen zu führen, dass nicht zu viel Gesicht weggenommen wurde, überforderte mich auf Dauer. Diese zeitliche Grenze war nach einem viertel Gesicht überschritten. Doch mein Antlitz bestand aus einem dreiviertel Gesicht mehr.

Was sagt hier eigentlich die Werbung? Da erwähnt keiner meine Probleme. Hier werden nur zum Schluss hübsche und halb bekleidete Damen gezeigt, die den glatt rasierten Mann über seine Backen, Entschuldigung Wangen, streicheln.

Und es fließt kein bisschen Blut.

●

Kapitel 12: Weitere Krämpfe

Dass ich meine rechte Hand und meinen rechten Arm in der ersten Zeit so gut benutzen konnte und ich mich mit einer scharfen Klinge heran traute, kam selten vor. Aber es häufte sich mittlerweile. Wenn ich mich an ein bisschen Besserung gewöhnt hatte, war ich einem seelischem Zusammenbruch nahe, wenn es wieder rückwärts ging. Und das kam leider allzu oft vor. Stolz war ich, wenn sich alle Finger auf mein Kommando bewegten. Zwar stellenweise noch mit wenig Gefühl, und auch vollkommen wirr, aber immerhin. Ich durfte sogar, für meine Verhältnisse, weite Strecken gehen. Bis ins Bad, also etwa 4 Meter. Und es gab natürlich einen noch längeren Weg. Bis zur Behindertendusche, das waren dann etwa 10 Meter. Und da ging ich jetzt tatsächlich mit einer sehr jungen Krankenschwester hin. Und zwar ohne Hintergedanken. Denn in so einer Verfassung gibt es keinem anderen Gedanken, als dass innerlich alles wieder in geordnete Bahnen kommt. Es ging durch den ewiglangen Flur um die Ecke herum in die geräumige Dusche. Es ging mir gut. Das letzte Blutabnehmen ist ohne Zwischenfälle schon gut und gerne eine Stunde her. Alles Unangenehme war überwunden. Ich setzte mich auf die ausklappbare Sitzfläche der Dusche und die Schwester half mir beim Ausziehen. Ich duschte dann mal drauf los. Meine rechte Seite konnte sich selbst und die linke Seite ganz gut einseifen und abduschen. Der Druck auf meinen rechten Arm, den das Wasser ausübte, schien normal zu sein und ich dachte mir noch nichts dabei. Danach trocknete ich mich ohne weiteres ab. Meine Unterhose konnte ich mir ja auch noch gewohnheitsmäßig alleine anziehen. Die

Schwester brauchte mich nur ein wenig stützen, als plötzlich mein Handgelenk anfing zu zittern und sich mehr und mehr aufschwang - Mr. Hyde kam wieder. Ich konnte nur noch sagen: „Oh je, es fängt wieder an". In sinusförmigen Rhythmen schwang sich mein Arm mehr und mehr auf, wie das verlängerte Stück einer Peitsche. Erst mein Arm, meine Schulter, mein Hals und danach mein Kopf. Ich sank zusammen, meine Beine klappten unter mir weg. Die arme Schwester rannte kurz hinaus in den Flur und rief mit einer schrillen Lautstärke zum Gläser zerbrechen um Hilfe, während ich mir auf dem nassen Kachelboden einen abzappelte. Sie war trotzdem wieder sofort hinter mir, um mich zu stützen. Innerhalb von Sekunden knieten vor mir zwei Medizinmänner. Die hätten aber gar nicht kommen brauchen, denn meinen Krampf hatte ich mittlerweile selbst im Griff. Wozu also die Aufregung? Dann hörte ich die weit entfernte Unterhaltung der zwei Mediziner: „Der war aber schnell wieder zurück". „Ja, den Patienten kenne ich, Zimmer 32, bei 4 ml Valium ist der immer so zügig wieder da". Tja, es war nur wieder die Hilfe von außen. Ich fiel wieder um einen Tag zurück, doch da konnte ich glücklicher Weise auch schon laufen. Ich verlor somit nicht viel von meiner gerade erreichten Koordination. Also brauchte ich nur auf einen Rolli geschmissen und gestützt in mein Zimmer geschoben zu werden. Nur mein Arm war wieder für einige Stunden morsch und bald brach die Nacht zum heilsamen Schlaf heran.

Zurück zu dieser jungen Schwester aus der Dusche. Es tat mir Leid, dass ich sie so geschockt hatte. Als Dusch-Eskorte hatte sie bestimmt erst mal die Nase gestrichen voll.

Ich erinnere mich noch an das Abklingen eines weiteren Anfalls. Hier starrte ich bei einem zu schräg gestellten Kopfteil, vielleicht eine Stunde völlig planlos auf die Fernbedienung der Motoren, die seitlich am Bett montiert ist. Ich brachte ganz alleine meinen rechten Zeigefinger in die Nähe des Schalters, aber drücken konnte ich nicht. Ich wusste was ich machte, welcher Schalter der Richtige war, wie er funktionierte. Mir fehlten nur die letzten 5 cm Willenskraft, aber ich erstarrte. Ich konnte nicht drücken, ich konnte es einfach nicht. Mit offenem Mund lag ich da und ich spürte wie sich meine Spucke unkontrolliert sammelte und an der Wange hinunterfloss. Mein Körper wartete auf den nächsten Befehl aus dem Gehirn, aber es war wie eingefroren. Eine Ewigkeit verging. „Kann ich Ihnen helfen?" fragte plötzlich eine Stimme. „Runter" stammelte ich mit ausdruckslosem Gesicht. Und „Danke". Das Schlimme ist, dass Du alle Deine Handlungen bei vollem Bewusstsein mitbekommst und behältst. Für die Außenwelt bist Du gefühl- und leblos.

Der jedoch, hoffentlich letzte Schwestern- und Ärzteanschlag, gelang mir wenige Minuten vor einem MRT-Termin. Etwa 45 Minuten nach dem Aderlass von Dr. Feld. Vor der Röhre ist eine motorisch betriebene Liege angebracht. Die fährt, wenn man es geschafft hat sich draufzulegen, in das Innere des »Donat-Ringes«. Ich schaffte es jedoch nicht. Na ja, ich war kurz davor. Ich setzte mich wie immer, denn ich kannte diese Prozedur schon, seitlich auf die Liege und wollte mich gerade rückenschonend der Länge nach auswickeln. Als ich schräg saß, stützte mich eine Röntgenärztin. Da schaute ich sie plötzlich ganz hilflos an und sie bemerkte schon mein krampfendes Zappeln. „Hilfe" schrie auch sie. Sie versuchte nun, da ich immer schräger rutschte, mich aus Leibeskräften zu halten, damit ich nicht auf den Boden stürzte. Ich sah einige Menschen an der Eingangstür vorbeigehen, obwohl ich meinen Blick so registrierte, als wenn man über einen mit Schlaglöchern besäten Feldweg entlang fährt. Keiner reagierte zunächst. Ich versuchte mich in dieser bescheuerten Lage so leicht wie möglich zumachen und verlagerte mein Gewicht in Richtung Liege. Ich weiß bis heute nicht wie ich das zitternd während des Krampfes geschafft habe, vielleicht war es auch nur in dessen Startphase, aber was sollte ich denn tun? Ich hatte mehr Angst um die Röntgenärztin, dass sie sich wehtat. Ich dachte, wenn sie mich fallen ließe, dann habe ich bestimmt keine Schmerzen, ich bin ja gerade mit meinem Krampf beschäftigt und bekomme das nicht mit. Aber schon griffen viele helfende Hände nach mir und ich hörte nur noch ein Stimmengewirr und mein Anfall war vorbei.

Wie das Valium in mir landete, hatte ich nicht mitbekommen. Es ist doch manchmal ein Segen, dass sich bei solchen Erlebnissen das Erinnerungsvermögen morgens um ½ 10 eine kurze Auszeit gönnt. Klingt fast so wie in einer Keks-Werbung.

Nach einigen Stunden Erholung und einem schönen Beruhigungs-Cocktail kam ich wieder, und dieses Mal erfolgreich, in die Röhre. Halb gelähmt jedoch wenigstens bei Sinnen.

Nun bekam ich weitere Pillen in allen Farben, damit so etwas nicht mehr passiert. Es ist alles so wunderbar bunt hier. Nur das Gefühl, dass so ein Krampf aufkommt und sich ankündigt, kam immer wieder und wurde vorerst, bis zum heutigen Tag, mein ständiger Begleiter. Diese Ankündigung war nicht minder schlimm, weil ich wusste, was alles in mir vorgeht, wenn es nicht nur bei diesem Vorgefühl bleibt.

Jeder Krampf hinterließ eine schlimme und bleibende Narbe an meiner Seele. Ständig sind die Bilder da. Vom Krampf und seiner Ankündigung. Jede Ankündigung hinterlässt einen Kratzer. Und es sind bis jetzt sehr viele. Bei solchen Erlebnissen kannst Du innerlich einfach nicht mehr der sein, der Du warst. Vielleicht spürst nur Du das für Dich selbst. Allgegenwärtig. Und Du lernst plötzlich wie das ist, nachts zu weinen, ohne das eine Träne fließt.

Du bist ja oft alleine, nachts liegst Du wach und denkst unweigerlich und stets daran. Dein Wesen hat sich verändert. Du wurdest nachdenklicher. Auch wenn Du Dein Inneres mit Deinem Humor von früher überdeckst, oder es wenigstens versuchst, damit anderen nichts auffällt. In manchen Situationen kannst Du nichts verbergen, dann merken es andere doch. Du erkennst an Dir und Deiner Seele immer mehr Defekte. Hiervor hast Du Angst, davor hast Du Angst, es sind einfach zu viele Dinge. Es ist Dir oft peinlich zuzugeben, dass Du wieder was Neues entdeckt hast.

Immer und immer wieder rüttelten die Anfälle salvenartig meinen geschwächten Körper durch und raubten meine letzte Kraft.

Doch das Leben kam nach den Anfällen zaghaft wieder, als ob es erst sehen wollte, ob die Luft rein ist. Oder ob es vielleicht noch nötig war reinzuschauen.

Irgendwann hörst Du auf zu zählen wie oft du dich schon diesem Gefühl ergeben musstest. Du selbst zählst sowieso viel mehr von diesen Anfällen als in Wirklichkeit passieren. Auch zurückblickend verschätzt Du Dich um mehr als das Doppelte. Ich weiß nicht warum, vielleicht weil Du darin eine Meßlatte siehst, die Dir anzeigt, warum Du so erschlagen bist.

Nur wenn so ein Anfall zu Ende ist und Dein Verstand langsam, wie durch eine Nebelwand, zu Dir zurückkommt, greifst Du Dir den ersten Gedankengang und drehst und wendest ihn, bis Du schließlich einen Sinn darin siehst, ihn weiter zu denken.

Du brauchst sehr lange, bis Dein Körper solche brauchbaren Gedanken aufgebaut hat. Nach einem solchen Gewitter und Blitz und Donner in jedem Deiner Muskeln die vom Gehirn maschinengleich und ohne einen sinnvollen Takt zu all ihren möglichen Bewegungen gezwungen werden. Angetrieben wie mit einer Bullenpeitsche.

In dem Film „Einer flog übers Kuckucksnest" wurde eine passende Szene gezeigt. Hier wurde der Hauptdarsteller in einem Irrenhaus mit lang anhaltenden Elektroschocks gefügig gemacht und schließlich so verändert, bis er in das Bild seiner Umgebung passte. Obwohl mir dieser Schauspieler nicht sehr sympathisch ist, muss ich trotzdem sagen, dass er diese Sequenz sehr gut spielte.

Und genau so erbarmungslos schlug auch diese Maschinerie bei jedem meiner erlebten Krämpfe zu.

Wenn man wieder zu sich selbst findet und die Umgebung mit den Augen abtastet, und man nichts anderes braucht als Ruhe, die Ruhe zum Atmen und die Ruhe zum Erwachen, dann kommt das nächste Leid in einem weißen Laken eingehüllt auf Dich zu. Natürlich mit einem mehrfarbigen Kugelschreiber in der Kitteltasche. Eine unsagbar laute Stimme ruft "Hallo, können sie mich verstehen? Sind Sie wach? Hallo, wissen Sie Ihren Namen? Welcher Tag ist heute?". Und aus dieser unüberhörbaren Stimme formt sich plötzlich eine ausgestreckte Hand, die mit leichten aber klatschendem Anschlagen der Wangen versucht ein militärisch-zackiges Lebenszeichen aus dieser ausgestreckten Hülle Mensch herauszulocken.

Liebe Ärzte, die Ihr so gewissenhaft Euren Dienst tut und so viel über menschliche Fehlfunktionen wisst, stellt Euch nur zum Vergleich folgende Situation vor: 72 Stunden Bereitschaftsdienst und keine Chance auf fünf Minuten Ruhe, weil die Ablösung Durchfall hat und auf der nahe liegenden Autobahnraststätte eine massenhafte Fischvergiftung ausbrach. Die Betten samt den Patienten werden schon auf dem Flur gestapelt. Kleine Kinder schreien die ganze Zeit und ziehen an allem, was als unantastbar gilt. Auch an den übermüdeten Nerven. Doch der »Durchfall« kommt doch noch zur Ablösung. Jetzt kommt die Stimme, die da sagt: "Nichts lieber als schlafen". Und nach zwei Minuten in Morpheus sanften und verdienten Armen kommt so ein Mitmensch und klatscht auf Ihre Wangen und ruft: "Hallo, hören Sie mich......?". Welche Gedanken hegen Sie jetzt gegen diesen Zeitgenossen? Ich weiß, Ärzte stehen unter vollem Leistungsdruck und bringen ihr Bestes, aber denkt bitte auch daran, dass es in diesem Moment jedem Patienten vollkommen egal ist, ob sie überhaupt einen Namen haben, oder ob es gar Tag oder Nacht ist. Man will nur einen kurzen Moment der Ruhe. Denn die Anstrengungen und die Müdigkeit hinterher, die so ein Anfall verursacht, sind nur annähernd mit dem Beseitigen der schlaflosen Fischvergiftung an der Raststätte zu vergleichen. Das Aufwachen dauert eben einen Moment und das geschieht auch ohne, dass man einen Namen trägt.

Und bitte, im Gegenzug der übertriebenen Freundlichkeit, auch keinen »Guten Morgen Kuss«. Zumindest nicht von der massiven und unrasierten Schwester, die wegen ihrem angeblichen Schilddrüsenleiden den Schlüssel zum Anabolikaschrank hat.

Die Frage nach dem eigenen Namen und des heutigen Datums scheint ein Steckenpferd der Ärzte zu sein. Fast alle Visiten wurden mit diesen Sätzen jederzeit bereichert. Allerdings ist es ein Problem, wenn man sich mehr der Genesung des eigenen Körpers widmet oder zwangsläufig auseinandersetzt, als mit dem Studieren wertvoller und großgeschriebenen Zeitschriften, in denen das aktuelle Datum immer präsent ist. Dieses sehr spezielle Hintergrundwissen ist plötzlich nichtig und doch der einzige Weg zum Bestand der Mündigkeit.

Wer das Datum nicht wusste, war raus aus dem Spiel.

Eine Schwester erkannte meine Wissenslücke, da ich nie solche Zeitschriften orderte, bei denen das Datum oben links ist. Und dass ich auch kein Fernsehen schaute, wusste sie auch. Kurz vor einer Visite schüttelte sie das Kopfkissen aus seiner Zwangslage und raunte mir fast unbemerkt die heutige Parole zu: "Hallo Alfred Lobmüller, heute ist Dienstag der sechste März, alles verstanden?".

Einmal blinzeln hieß "Ja".

Da ich schon mal hier auf dieser Station bin und vor einigen Kapiteln von meinen Katalyse-Effekten schrieb, kann ich auch noch von einem weiteren berichten.

Einen solchen Katalyse-Effekt bekam ich auf dem hiesigen Stationsflur zu spüren. Fr. Dr. Aster, die mich ohne ihre klare Absicht das Krampfen gelehrt hatte, kam mir auf dem besagten Flur entgegen.

Nach meiner Zeitrechnung hatte ich glücklicherweise, und aus Gründen der chemischen Aufbereitung, schon recht lange keinen Krampfanfall mehr gehabt. Und ich hatte diese betreffende Ärztin schon viele Tage nicht mehr gesehen. Doch ich erkannte sie trotz meiner »Jeder Tag ist gleich«-Einstellung schon von weitem. Mein Gehirn leider auch. Mein Verstand dachte sich aber nichts dabei und bereitete sich darauf vor, die nette Ärztin beim Entgegenkommen freundlich zu grüßen. Meine Steuerung meldete die Befehle des Grüßens zum Mund, doch dem versagten alle Muskeln und er hing augenblicklich nach unten. Dementsprechend fiel das Grüßen nicht wirklich deutlich aus. Ich konnte nur noch nuscheln, die Halsmuskeln verkrampften sich schlagartig und mein gesamter rechter Arm nebst den Fingern wurde unmittelbar taub. Ich versuchte elegant zu wenden, was mir nicht sehr glücklich, aber doch recht zweckmäßig gelang, und steuerte wieder meinem Zimmer und auch meinem Bett entgegen. Ich musste mich eine längere Zeit hinlegen, damit nach und nach alles wieder so einigermaßen funktionierte wie es eigentlich sollte.

Natürlich waren die Mundwinkel und mein Ringfinger,- sowie der kleine Finger als letztes an der Reihe. Der rechte Arm war sehr verkrampft und schlaff zugleich. Aber das kannte ich ja bereits, was nicht bedeutete, dass es dadurch weniger störend war. Und nicht, dass ich es ihm entschuldigte, aber ich wusste, wie lange ich jetzt wieder außer Gefecht war. Und doch war es für mich eine weitere Erfahrung, dass so etwas geschehen konnte. Ich staunte nicht schlecht.

Eine wiederkehrende Funktionsstörung der geschwächten Körperteile, einfach nur durch die Erinnerung ausgelöst. Und nur, weil ich die Ärztin wieder sah, die bei meinem ersten Anfall neben mir stand und ihn natürlich ohne meinen und ihren Willen auslöste.

Also assoziierte ich und mein Verstand, dieses Verkrampfen mit einem Ereignis oder einem Gesicht. Ich fand das interessant, allerdings erst als ich wieder in Ordnung war. Zwischendurch war ich einfach nur kaputt und fühlte mich nicht gerade so als wollte ich aus dem Krankenhaus entlassen werden.

In solchen Situationen war ich wirklich froh hier zu sein. Hier war die Hilfe am nächsten. Und wenn sie lediglich aus der Möglichkeit bestand, dass ich einfach nur um eine Tablette beten brauchte, wie in diesem Fall. Und diese auch bekam. Schnell und unbürokratisch. Hauptsache der Dienstweg wurde wie folgt eingehalten: das heißt, das Produkt des Ereignisses oder besser gesagt ich, bat um eine Tablette, die das Krampfen beseitigen konnte. Und der Weg ging nur in einer bestimmten Reihenfolge. Ich bat die erste Schwester, die ich sah, um diesen »Glücklichmacher«. Denken Sie jetzt nichts Falsches von mir, ohne die ständigen Krämpfe war ich einfach glücklich. Das wäre jeder in dieser Lage, also nannte ich die Tabletten so. Die Schwester wollte die Stationsärztin fragen, die ist aber gerade nicht da. Ich sollte also warten. Also fragte ich einige Minuten später noch mal nach. Das wiederum ärgerte die Schwester, weil sie erst vor 15

Minuten nach der Ärztin fragte. Ich auch. Mein Problem war aber trotzdem noch da. Also nervte ich weiter, bis es Kreise zog. Auf meinen Wunsch fragte die jetzt entnervte Schwester die Vertretung der eigentlichen Stationsärztin. Und die Vertretung musste sich das erst noch gründlich überlegen. Und das war recht schwierig, weil es hier etwas zu verantworten gab, das im abgeschlossenen und sogenannten Giftschrank lag. Während dieser reichlichen Überlegungsphase kam inzwischen die Verantwortung in Form der richtigen Stationsärztin wieder zurück. Fast wortlos verlangte sie den Schlüssel vom Giftschrank, den übrigens die erste Schwester aus ihrem Kittel zog, und gab mir das Gewünschte.

Das Krampfgefühl war zwar jetzt längst nicht mehr so stark wie am Anfang der Geschichte, doch nach diesem langen Kampf konnte ich nicht einfach ohne Beute abziehen.

Allerdings möchte ich noch einiges zu diesen Tabletten sagen, die ich nahm. Ich möchte natürlich keine Namen nennen und dadurch eine Art von Schleichwerbung machen, sei sie negativ oder auch positiv. Dieses Medikament gehört zu der Gruppe der so genannten Tranquilizer, also auf deutsch zu den Beruhigungsmitteln. Die Wirkung war für mich sehr zufrieden stellend, jedoch habe ich kein anderes Mittel zum Vergleich erhalten, muss ja auch nicht sein, wenn es nicht nötig ist. Aber durch diesen Wirkstoff besteht ein stark erhöhtes Abhängigkeitsrisiko. Es sollte mit Vernunft und wenn möglich nur unter akuten oder akut gefühlten Notsituationen und nicht regelmäßig eingenommen werden. Bei einer Einnahme sollte man auch versuchen, zur nächsten Dosis einige Zeit verstreichen zu lassen. Wenn sich die so genannten Notsituationen nicht zu stark häufen, dürfte das auch klappen. Ich weiß aus eigener Erfahrung, dass man vor dem Überreichen der Tablette ständig darauf hingewiesen wird. Doch wer schätzt ein, wann eine akute Notsituation einsetzt?

•

Kapitel 13: Therapien aller Art

Vom, ich glaube dritten Tag an, bekam ich Therapeuten für alle meine körperlichen Defekte. Herr Bell als Logopäde für meine Sprach- und Sprechstörungen. Herr Niederegger für die Grobmotorik und Frau Scholz für die Feinmotorik.

Hier konnte ich endlich zeigen, was ich konnte.

Allerdings zeigte ich aber eher das, was ich nicht konnte. Wenn ich mich selbst mit dem verglich, was ich vor acht Wochen war, oder wie ich körperlich aussah, war der Unterschied für mich schon erschreckend. Man selbst ist da schon ein bisschen gefasst, weil man sich jeden Tag sieht und die Möglichkeit hat, seinen Körper abzutasten. Jeden Tag fühlte ich bis zum Höhepunkt meiner Krankheit oder meines Zustandes, wie ich dünner und kraftloser wurde. Und trotzdem erschrak ich wenn ich mich selber spürte. Es war als ob ich an einem fremden Menschen hinab sah. Es war merkwürdig, als ich mit meinen Fingerspitzen bis zu meinen Knochen durch die Haut vordringen konnte. Mein Körpergewicht hat sich nochmals merklich reduziert, und trotzdem schafften es meine Beine kaum, diese Last zu tragen. Inzwischen war mein Gewicht auf 86 kg geschrumpft. Vor einigen Wochen waren es noch 105 kg. Doch ist hier noch die Wandlung dazu zu rechnen, dass vorher noch Muskeln da waren, wo jetzt ein Nichts glänzte. Wenn ich mich bewegte, dann so als hätte ich das noch nie zuvor geübt. Ich sah die erste Zeit meinen Händen und Fingern beim Zugreifen zu. Dieses Zugreifen geschah komischer Weise nicht wie gewohnt mit den Fingerkuppen, sondern erst mal mit dem zweiten oder dritten

Fingerglied. Das sah gerade für mich selbst aus, als arbeite ich mit fremden Händen. Das Feingefühl ist da, wo es nicht hingehört. Am verlängerten Rücken.

Die Therapien fingen mit dem Groben an. Das war das Laufen, und im Moment auch das Wichtigste. Ich bewegte mich sehr unbeholfen vorwärts. Der Gleichgewichtssinn gaukelte mir ständig falsche Richtungen vor, und die Augen meinten, sie wären näher an Gegenständen und Wänden oder Geländern entfernt als es in Wirklichkeit war. Leidtragender war der Kopf, der zu weit vom Geschehen entfernt und dementsprechend zu weit von den Beinen weg war und die wussten eben nicht, was sie machen sollten und somit in andere Richtungen gelenkt wurden. Dadurch wurde es mir wiederum schwindelig, was auf die Augen ging und den Gleichgewichtssinn beeinträchtigte. Somit gab es eine Reihe von Fehlstarts und weitere Möglichkeiten, das Ganze neu anzugehen. Doch irgendwann gehorchten meine Beine wieder auf die alten Kommandos und es entwickelten sich langsam schwache Muskeln an den Stellen, wo bisher nur nutzloses Fleisch hing. Der Stationsflur war etwa 30 Meter lang, hatte aber eine gefühlte Länge von hundert. Das Hin- und Zurücklaufen gelang mir die ersten paar Mal nur mit der Unterstützung des Therapeuten. Und es war mir irgendwie peinlich, dass ich beim Laufen gestützt oder festgehalten werden musste. Doch jedes Mal wurde es besser, bis auf das Treppensteigen. Aufwärts fehlten mir noch die Kraft und das Gleichgewicht um mein Gewicht kurzzeitig auf ein Bein zu verlagern. Und abwärts konnte ich meinen Körper nicht gut genug abbremsen, also endete somit jede Stufe mit einem Schlag auf die Knie. Das schmerzte sehr. Nach vielen Tagen traute ich mich sogar ohne Therapeuten und seiner behilflichen Armstütze als Geländerersatz aus dem Zimmer, mir war es wirklich nicht sehr wohl dabei, und ich schlenderte mit verkrampften Zähnen an den Schwestern vorbei und war glücklich über meine Leistung. Allerdings blieben die Treppenstufen vorerst tabu, denn das Treppenhaus schwankte noch zu sehr in meiner Einbildung. Trotzdem sank ich danach vor

Erschöpfung in mein Bett. Ein kleiner Schritt für mich, aber ein riesiger Schritt für mein Ego.

Das Schlimme war, dass ich im Vorbeilaufen Menschen auf den Fluren der Stationen oder durch die offenen Türen der Zimmer sah, die noch am Anfang standen. Oder die noch nicht so weit wie ich waren, etwas weiter, oder auch die nächste Zeit nie dort hinkommen werden. Und in den Zimmern liegen Menschen, bei denen man nur noch hoffen kann. Als ich wie ein Häufchen Elend die ersten 3 Tage, teils mit Krämpfen oder teils von der Welt entrückt, in meinem Bett lag, wie viele Menschen haben mich da gesehen, und was haben sie da über mich gedacht? Das Gleiche wie ich jetzt, wo ich andere sehe oder an andere denke? Man glaubt in einem solchen Moment, die Hoffnung ist schnell verspielt, ich merke es jetzt an mir, dass es gut und richtig war, selbst zu hoffen. Aber gut, dass ich das jetzt gelernt habe. Und auf meinem weiteren Weg hat es sich, und wird es sich noch oft bestätigen, dass man einfach an die Hoffnung und Gott glauben muss.

Nur in dem Moment der jeweiligen Schwierigkeit fällt es einem schwer. Doch Du erinnerst Dich in vielen Situationen.

Meine Probleme mit dem Sprechen waren nicht minder. Und wenn ich zuvor wieder Mal einen Krampf hatte, war ich sowieso nur noch ein guter Zuhörer. Das ist dann einer dieser Momente, in denen man sich ohne die Fähigkeit des Sprechens nicht vollwertig fühlt. Ständig werden Tests von Ärzten gemacht, die einen noch darin bestärken. Jedoch sind diese Tests der Ärzte nicht böswillig, man glaubt es nur die erste Zeit. „Wissen Sie Ihren Namen, welcher Tag ist heute, wissen Sie wo Sie sind?". Ich wusste natürlich alles, aber wie sollte ich es sagen? Die Ärzte wissen das mit Sicherheit ganz genau, doch Du glaubst ständig die halten Dich für doof. Du bist nicht der erste Patient, den sie hatten, und Du denkst schlecht von ihnen.

Herr Bell machte dann als Logopäde die ersten Sprechübungen mit mir. „Sprechen Sie mir nach" sagte er „Eu, Ohh, Ei, Uhh" und ich sagte: „Uhh, Ohh, Uhh Uhh". Ich wusste sofort, was ich falsch aussprach, meine Ohren funktionierten prima. Aber ich konnte es nicht anders aussprechen. Es ging einfach nicht. Die Verzweiflung nahte langsam. Meine Frau stand hinter mir und gab mir Mut. Jedoch wollte ich nicht, dass sie sah, welch ein Pflegefall ich momentan war. Und ich wusste ja noch nicht, ob es sich je ändern wird.

Ein Zettel wurde mir jetzt vorgelegt. „Können Sie Ihren Namen schreiben?" Rechts reagierte gar nichts, ich versuchte es mit links. Links funktioniere ich ja noch, so dachte ich jedenfalls. Allerdings hatte ich ein zentrales Problem. Ich wollte meinen Vornamen schreiben. Ich wusste doch, wie mein Name geschrieben wurde, und ich sah ihn im Gedanken vor mir, doch es wurden nur drei Zeichen daraus. Es sah mehr nach einem wackeligen „Ohi" aus. Die Verzweiflung war da, mir kamen die Tränen aus den Augen. Eine solche Hilflosigkeit ist nicht zu beschreiben. Doch meine Frau stand immer noch hinter mir und freute sich sogar, dass ich das schon konnte.

Verdrehte Welt. Ich war fix und fertig und sie freute sich über meine Fortschritte, die ich nicht als solche wertete. Und doch, schon wenige Tage später, mein rechter Arm tat so, als wolle er wieder mit mir zusammen arbeiten - dieser alte Schleimer – und versuchte, den Stift mit seiner Hand zu halten. Und heraus kam ein Schriftzug, schlimmer wie in der Vorschule. Aber es stand »Alfred« auf dem Blatt, wackelig und uneben. Mensch, ich war richtig stolz. Und jetzt stand es sogar zwei Mal. Ich konnte es wieder. Ganz egal, wie es aussah.

Jetzt hatte ich keine Zweifel mehr daran, dass es wieder aufwärts geht. Wegen solch einer Kleinigkeit, als Erwachsener Mensch einen Namen zuschreiben. Ich zeigte es natürlich beim nächsten Termin meiner Ergotherapeutin. Sie fand es so gut, dass ich gleich riesige Blätter bekam, die ich mit ebenso riesigen Wörtern, umgekippten Achtern und Schnecken bekritzeln durfte. Ich übte sehr viel und schrieb sogar manchmal Artikel aus Zeitschriften ab. Das Grobe ging sehr schnell, an dem Feinschliff meiner Handschrift arbeite ich heute noch. Nur Geduld, sagte ich mir immer. Linien und Schleifen, groß, rund und eckig, wie in der ersten Klasse, so sahen meine Schreibübungen aus. Aber das scheint die einzige Möglichkeit zu sein, meine Motorik in Punkto schreiben auf die Füße zubekommen. Schon morgens um halb sieben, bevor schon das Geschwader der Schwestern zum Blutdruckmessen und Bettenaufschütteln rein kam fing ich an. So hatte ich was zu tun und die Zeit ging um. Die Feinmotorik wurde mit Kugeln und Stäbchen, die ich irgendwo in vorgestanzte Löcher drücken musste, geschult. Aber es kam natürlich auch mal vor, dass ich vorher wieder mal krampfte, und dann ging nichts. Oder wenn ich Glück hatte, musste ich eine oder zwei Stufen zurückschalten und dann wurde das Geschicklichkeits-Set für die ganz Kleinen herausgeholt. Ich staunte Bauklötze über meine momentanen Fähigkeiten, und spielte mit denselben.

Wenn ich meinen Arm gar nicht mehr spürte, dann holte Frau Scholz ein batteriebetriebenes Vibrationsgerät raus. Es sah aus wie eine Haarbürste ohne Borsten, Typ: Friseusen-Glück. Damit strich sie mir minutenlang über den Arm und tatsächlich, das taube Gefühl schwand. Allerdings war dann die Therapiezeit um und es wurden keine Übungen mehr für diesen Tag gemacht. Stunden später versuchte ich dann einige kraftlose Übungen für mich selbst. Die Hauptsache war hier, dass ich meine Finger bewegen sah.

•

Kapitel 14: Die neue Station

Nach einer Woche wurde ich vom vierten in den fünften Stock verlegt. Es ging also aufwärts mit mir. Der Fünfte war eigentlich die Auswilderungsstation der Patienten. Von hier aus wurde man für die reale Welt zurechtgebogen und auch entlassen. Bei mir sollte es aber noch eine Weile dauern.

Die Stationsärztin hieß Frau Dr. Blauschlag, und ich hoffte, dass sich hier nicht der Spruch »Nomen est Omen« bewahrheitet. Doch sie war eine ganz nette und auch gut aussehende junge Ärztin. Sie vermittelte mir mehr Vertrauen als der Oberarzt. Denn von ihm hörte ich nie ein persönliches Wort. Aber er galt im Kollegen- und Untergebenenkreis als sehr beliebt. Allerdings bestand sein Wissen, dass mir vermitteltet werden sollte, nur aus dem üblichen: „Heben Sie mal beide Hände, Handflächen nach oben......" und so weiter. Der erste Eindruck dieser speziellen Station war schnell erkannt, die durchschnittliche Schwester war längst nicht so hübsch wie die im 4.Stock. So etwas trägt aber auch zur Genesung bei. Meine Frau meinte, das ist doch egal. Aber wenn die Schwestern »nur« nett sind, dann heilen zumindest die Augen langsamer. Wahrscheinlich trug das dazu bei, den Patienten den Sprung in die Wirklichkeit des Lebens leichter zu machen. Doch auch hier wurde mir Blut abgenommen. Ich muss zugeben, dass ich langsam ein Trauma entwickelte, dass sich sehr lange Zeit sehr stabil hielt. Ich bekam langsam regelrechte Angstzustände. Jeden Morgen kam ein anderer Mediziner, um meine Adern zu perforieren.

Am liebsten unter diesen Lehrlingen vom Labor war mir ein großer knochiger Student. Der kam rein, grüßte kurz und freundlich, legte mir den Adergürtel an, der eigentlich Stauschlauch heißt, und nach dem desinfizieren der Haut war die Nadel schon drin und die Kanülen voll. Ein kurzes Tschüss und die Sache war beendet bevor man etwas registriert hatte. Ein Anderer wiederum wollte mich in einer Diskussion dazu überreden, dass es gefährlich sei, dauernd die Beruhigungstabletten zu nehmen. Der Abhängigkeitsfaktor sei enorm. Ich sagte dann zu diesem medizinischen Suchtberater: „Hören Sie mir bloß auf in Punkto Abhängigkeit. Ich habe vor fast 9 Jahren mit dem Rauchen aufgehört. Bei drei Schachteln am Tag habe ich diese Sucht von einem auf den anderen Tag hinter mir gehabt. Mit dem Rauchentzug hatte ich keine Suchtprobleme, warum sollte ich diese Probleme mit den Tabletten bekommen?". Er sah das meistens ein. Im Nachhinein sehe ich natürlich die Sorge ein. Mancher wird schnell süchtig und sagt die gleichen Argumente wie ich, wie soll das ein Arzt unterscheiden können? Nicht jeder Mensch ist gleich. Den einen Tag konnte ich das Setzen der Spritze, auch ohne Tablette gut vertragen. Am nächsten Tag hatte ich einen Nervenzusammenbruch, wenn ich nur daran dachte. Und das war die Mehrheit. Ich war den einen Tag stark und am anderen labil und schwach. Jedes Mal spulten sich in meinem Kopf die gleichen Bilder ab. Die Nadel in meiner Haut, das Zusammenzucken meines Körpers, mein Blick, der hilflos im Raum umher irrte. Und sogar an einem starken Tag, in denen eine Ärztin meine Venen suchte und nur noch unnötige Löcher in die Haut stach, dass ich Angst hatte, Flüssigkeiten zu mir zu nehmen. Meine Haut wurde empfindlich. Jede Berührung von meiner Frau, die zu Besuch war und mich zu trösten versuchte, kribbelte, jedes streicheln, und wenn es nur der Ermutigung diente, machte mich nervös und brachte mir immer wieder dieses Krampfgefühl. Morgens stand ich immer öfters am Fenster meines Zimmers im fünften Stock, ich wollte nur noch raus. Jeden Tag häuften sich meine depressiven Phasen. Mich schauderte vor meinen eigenen Gedanken, besonders wenn ich die verriegelten Fenstergriffe ansah; und ich hatte keinen Schlüssel.

Diese weißen und sterilen Krankenhauszimmer. Jeder Tag ist gleich. Du wachst täglich mit einem Déjà vu auf. Ich glaube, einige Ärzte und Schwestern bekamen meinen Zustand mit.

Aber andererseits hat sich jedoch keiner schützend vor die Fenster gestellt.

Was am Freigang fehlte, wurde versucht durch die Einrichtung wieder auszugleichen. Hier auf dieser Station gab es sogar einen Raum, extra für Physiotherapeuten eingerichtet, in den ich jeden Tag, vorausgesetzt, ich war in der Lage, hinwandern konnte. Ich versuchte auf einem Bein zu stehen oder zu hüpfen. Das Hüpfen und die daraus resultierenden Erschütterungen waren natürlich nichts für den Kopf. Also ließen wir das.

Es gab ja noch die Möglichkeit, den Gleichgewichtssinn mit dem Trampolin zu trainieren, das Trampolin war natürlich auch nichts für den Kopf. Also ließen wir das.

Die grobe Handmotorik konnte man auch wunderbar mit Bällen trainieren. Bewegten sie sich zu schnell, bekam ich Schmerzen im Kopf. Somit war es auch nichts für den Kopf. Also ließen wir das eben auch.

Was konnte ich denn überhaupt, mir war das langsam peinlich. Doch durch das ständige Herumprobieren ging es doch von Tag zu Tag besser. Mein Bein fing, wenn es zu lange ausgestreckt war, und ich meine hier ab 3 Sekunden, an zu zittern. Eigentlich war es schon ein leichtes Rütteln. Das Symptom wurde allgemeinmedizinisch einfach nur »Restless Leg« genannt. Wenn man unruhiges Bein sagt, ist es das Gleiche, aber es klingt nicht annähernd so interessant. Welche Muskeln sollten es auch stabilisieren? Es waren ja keine da. Kein Arzt konnte mir bisher eine befriedigende Antwort geben, warum das so ist. Die Therapeuten trauten sich, und sagten: „Das dauert noch eine Weile". Das grenzte die Sache schon exakt ein.

Hier auf dieser Station fiel mir eine junge Schwester auf. So Anfang zwanzig, so wie alle anderen Schwestern auch. Also auch die ergrauten. Und sie war eigentlich recht zierlich gebaut, so wie alle anderen Schwestern auch. Also auch die scheinbar kräftigen. Sie hatte so eine laute Stimme, dass man glaubte, sie wollte alle Menschen in ihrer Umgebung aufwecken. Sie flog von Zimmer zu Zimmer und riss zur Unterstützung noch theatralisch alle Fensterflügel auf, damit auch die Außenwelt das laute Rufen, das aus der Mitte ihrer weit ausgebreiteten Armen strömte, vernahm. In den Zimmern, in denen ich von Zeit zu Zeit lag, kam ihr Höhenflug regelmäßig ins Trudeln. Die Fenster waren von mir schon bis zur patientensicheren Arretierung geöffnet worden, und dank den gut sichtbaren Kopfhörern meines MP3-Players erkannte sie die Undurchdringlichkeit ihrer Tonverschiebung. Unbedingt musste ich meiner Neugierde Luft verschaffen. "In welcher Altenpflegestation haben Sie vorher gearbeitet?" fragte ich sie. Es schien mir die einzige Möglichkeit darzustellen, warum eine so zierliche Person so einen akustischen Wind machte. Außer dass sie vielleicht bei ihren betagten Großeltern aufwuchs. Jedoch ging mich ihr familiäres Privatleben nichts an, also schob ich die Frage zum Arbeitsplatz vor. "Äh ja, also eigentlich rede ich immer so, aber warum, das weiß ich ja gar nicht. Ich glaube, Sie haben recht, danke" sagte sie nachdenklich. Ich wusste, dass sie von jetzt an mit einer etwas gedämpfteren Stimme durch das Leben ging. Man muss seinen Mitmenschen nur mal mit einem netten Ton einen Spiegel vor die Augen halten. Und mit einem guten Gewissen schlief ich am Abend ein. Der nächste Morgen presste seine Sonnenstrahlen durch die Vorhänge und erhellte die Gesichter der noch müden Patienten. Ein "Guuteeen Moooorgeeeen" öffnete nacheinander die Türen der Zimmer und die Fensterflügel flogen lautstark in die Arretierungen.

Außer meins.

●

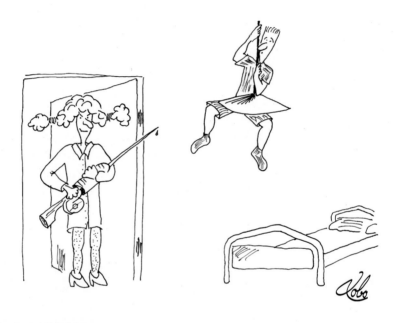

Heute ist Stichtag,
schon wieder vergessen, Baby?

Kapitel 15: Susanne und ständig wechselnde Bettgenossen

Mit meinem Bett wurde ich wie eine eigene Randgruppe ständig hin und her geschoben. Ich war einfach nicht sesshaft. Das einzig Gewohnte war für mich zu jeder Tag- und Nachtzeit: »Schwester Susanne«. Mir fiel auf, wenn ich oder ein Zimmergenosse den Schwesternruf drückte, kam immer eine Stimme, die sich mit »Schwester Susanne« meldete. Einige Schwestern auf allen Stationen hatten gleiche oder gleich klingende Namen. Aber »Schwester Susanne« zu jeder Zeit? Da steckte etwas dahinter. Und ich hatte genug Zeit das herauszufinden. Selbst durch die Stimmen verzerrende Sprechanlage merkte ich bald, dass es immer andere Frauen waren, die sich meldeten. Natürlich fällt das einem Gesunden sofort auf. Aber wenn ich den Notruf drückte, war mir nicht danach zumute sehr genau auf die Stimmlage zu achten. Aber ich dachte darüber nach und erkannte, wenn ein verwirrter Patient, der einen speziellen Namen gewohnt ist, plötzlich nachts orientierungslos aufwacht, den Notruf betätigt und unvorbereitet einen anderen Namen hört, wird er nicht wissen ob er jetzt an der richtigen Stelle ist. Auf die Stimme achtet er in diesem Moment bestimmt nicht. Hört er aber »Schwester Susanne« weiß er, dass er richtig ist. Sehr gut eingefädelt vom Krankenhaus. Beim genauen Zuhören erkannte ich auch einige eingemischte Männerstimmen. Sie meldeten sich mit dem Spruch: »Bei Schwester Susanne«.
Aha, »Schwester Susanne« hat Herrenbesuch.

Für eine Nacht kam ich mit einem älteren Mann in ein Zimmer. Er war sehr stark vom Schicksal beziehungsweise vom Schlag getroffen. Er durfte auch nichts trinken, weil er sich immer verschluckt hatte. Ich musste an mich denken. Nur unter Aufsicht durfte er durch einen Strohhalm trinken. Wenn kein Pfleger oder keine Schwester in der Nähe war, drückte er dann so lange den Schwesternruf bis man ihm den Handschalter abnahm. Dann rief er eben lauter, in der Hoffnung dass ihn »Schwester Susanne« auch so hören kann. Er tat mir sehr Leid. Trotzdem konnte ich in diesem

Zimmer besser schlafen als neben manch halbwegs gesunden Nachbarn. Ich bildete eine „ein Mann starke" Lobby und fragte eine Schwester ob das Abnehmen der Rufanlage denn die Lösung sein kann. Diese leitete die schnelle Lösung meiner Anfrage ein. Ich wurde in ein anderes Zimmer verfrachtet.

Ich hatte in dieser Zeit etwa fünf oder sechs verschiedene Bettnachbarn. Einen Niedersachsen mit einem Hamburger Dialekt, der seit seinem Menschengedenken hier in dieser Gegend wohnt. Einen »Nach-Feierabend-Winzer«, der ganz nett war und mit dem ich mich am meisten über seine, in Gelddingen schmerzfreien Scheidung unterhielt. Aber er fand schnell Ersatz. Dieser Ersatz mit einem unnachahmlichen Lachen, so zwischen Donald Duck und einer 12-jährigen, kam ihn auch sehr oft besuchen, nicht so oft wie meine Frau mich besuchte, denn darin war sie Rekordhalterin. Und einen ganz jungen Mann, etwa 18 Jahre alt. Er stopfte sich ständig selbstgemachte Zigaretten mit seinen Freunden, die ihn besuchten und hinterließ einen großen Bestandteil der Tabakindustrie in Form kleiner Krümel auf dem Tisch und dem Fußboden. Er redete ständig davon, dass er, so oft er im Krankenhaus war, noch nie eine Visite mitbekam. Und so gerne möchte er mal an einer teilnehmen, doch bisher bot sich nie eine Gelegenheit. Dann ging er fort und kam erst nachts um 2:00 Uhr zurück. Ich fragte mich immer wie er unbemerkt in die Station zurückkam. Da war noch einer den ich auch nicht mitbekam. Das war nicht böse oder ignorant gemeint, aber ich war zum Registrieren manchmal nicht in der Lage. Ich sah ihn aber trotzdem in der Reha wieder und erinnerte mich eben später. Und einen »Augeninfarkt« hatte ich auch noch als Bettnachbar. Der hat aber nie die von der Ergotherapeutin vorgeschlagenen Übungen gemacht, weil er, so scheint es, nicht wusste, warum er das tun sollte. Er wollte ja auch nur Heim und nicht turnen lernen, und schon gar nicht mit dem Auge. Er kam ständig sehr spät von draußen oder irgendwelchen Aufenthaltsräumen, wo er Gesellschaft fand, und ließ noch ewig das Licht an. Ich schlief zwar immer schon ab sieben Uhr, allerdings wurde ich wach, wenn er ins Zimmer kam, und der

Schlafentzug störte mich erheblich und nachhaltig. Und ich rächte mich in dem ich, wenn ich versehentlich nachts wach wurde, mit langen künstlichen Lichtphasen. Ich hatte ja die Mittel dazu. Ich hatte mein eigenes Licht, und nutzte es.

Ständige freiwillige oder versehentliche natürliche Entgasungen wurden von einigen dieser Mitmenschen nicht unterdrückt, sondern munter in die Außenwelt abgegeben. Wie nett. Auch der Überschuss an Fremdluft im Magen wurde unter Mithilfe bestimmter Muskelgruppen freigesetzt. Danke. Und wenn es dunkel wurde und die Schlafenszeit heranrückte, kam die Geräuschkulisse der Schlafatmung.

Also das Schnarchen.

In vielen Varianten lernte ich diese Geräusche kennen.

Die Stoßausatmung, die Lippenflatteratmung, die Sägeatmung und selbst die musikalische Pfeifatmung. Manchmal hörte es sich an, als ob eine ganze Armada von Teelichtern ausgeblasen wurde.

Es gibt aber auch zwei Varianten der Zuhörer.

Der Passive, oder wie ich, der Aktive.

Der Passive legt sich unter die Bettdecke oder stopft sich Ohropax in die Ohren und leidet still vor sich hin.

Ich kann so nicht schlafen. Also wurde ich aktiv. Der Aktive kann zwar auch nicht schlafen, es ist aber deutlich interessanter. Zuerst schläft man ein, um dann aufzuwachen, sobald das Schnarchen beginnt. Diese Zeit des Krieges legt der Zimmernachbar selbst fest und gibt somit selbst das Zeichen des Angriffs. Man lässt ihn einige Atemzüge machen, es kann ja sein, dass er auch kurz danach von selbst aufhört. Reagieren die Schnarcher nicht auf die anfänglichen Lichtsignale, so werden auch Frühstückspackungen mit 12½ Gramm Füllgewicht der übriggebliebenen Karlsbader Gänsemastpastete zu leichten Wurfgeschossen umfunktioniert. Darauf reagiert jeder. Dann schaltet man ganz zielsicher das Zimmerlicht an und lässt es so lange brennen, bis das Schnarchen aufhört. Das dauert einige Minuten, aber in der Regel werden die Krachmacher nach kurzer Zeit wach.

Kein Schnarchen, kein Licht. Da die Schnarcher nur kurz wach wurden, schlafen sie innerhalb weniger Atemzüge wieder ein. Bis die Schnarcherei wieder anfängt ist man selbst wieder eingeschlafen oder es hört ganz auf. Ganz Hartnäckige fangen sofort wieder an. Ich mache Licht. Kein Schnarchen mehr. Licht aus. Schnarchen. Licht an. Aus. An. Aus. Nach dem vierten oder fünften Mal sind die so irritiert, dass sie am kommenden Morgen wegen Schlafentzug genauso kaputt sind wie ich. Aber ich kann tagsüber schlafen. Die nicht. Nach nur wenigen Nächten hat sich das so eingependelt, dass die Schnarchnasen ordentlich durchschlafen.

Wenn ich die Nachbarschaft im Griff hatte, bekam ich einen neuen Zimmergenossen. Und so konnte ich die Technik bei neuen Probanten wunderbar ausfeilen.

Als letzten bekam ich einen Sudanesen, einen richtig netten Kerl, und er war für das trist-weiße Krankenhauszimmer eine wirkliche kontrastreiche Verbesserung. Nur, er konnte nicht richtig lesen. Er fing seine Bücher von hinten herum an und las sich bis vorne durch. Er behauptete ähnliches von mir. Fünf Mal am Tag rollte er seinen kleinen Teppich aus und betete. Egal was ich machte, ich war dann, um ihn nicht zu stören, ganz still. Er betete in aller Ruhe. Selbst, wenn er Besuch bekam und er mit einem Freund zusammen betete fand ich das so still und ergreifend, dass ich einfach zuschauen musste. Man hörte nur das leise Flüstern der Beiden.

•

Kapitel 16: Ich kann wieder laufen

Eines Tages kam Frau Dr. Blauschlag mit einem Kollegen zur Verstärkung an mein Bett und fing ein Stehgreifgespräch über mein Befinden an. Mir kam es so vor, als ob sie mir irgendetwas sagen wollte und nicht damit heraus kam. Wie sag ich's meinem Kind? Sie fragte mich, wie mein seelisches Befinden sei und was ich denn noch mal von Beruf sei. Bis ich Mitleid hatte und sie aufforderte endlich mit der Sprache rauszurücken. Ich war ja auf einiges gefasst. Sie war froh, dass ich ihr Vorhaben durchschaut hatte, denn es war ihr sichtlich peinlich, auf das Thema zukommen.

„Wie kommen Sie denn zur Arbeitsstelle, wenn Sie irgendwann in Ihren alten Beruf einsteigen. Und wie weit fahren Sie denn täglich?". Aha, dachte ich, es geht um das Autofahren. „Nun", sagte ich, „Ich fahre jeden Tag etwa 120 bis 150 km. Warum fragen Sie das?". „Sie wissen ja wohl, dass Sie sehr starke Tabletten bekommen, und die meisten verhindern, dass Sie sich sicher im Straßenverkehr bewegen können. Außerdem, Ihre Erkrankung wird noch einige Zeit der Heilung in Anspruch nehmen. Die Reaktions- und Aufnahmefähigkeit sind stark reduziert". „Ja" sagte ich, „Ich dachte mir das schon. Allerdings, wie lange darf ich nicht fahren?". Sie stockte kurz mit der Antwort und musterte mich, um an meinem Gesichtsausdruck zu erfahren wie ich wohl reagieren würde. „Etwa ein Jahr" sagte sie leise und wartete mit unruhiger Spannung die Wirkung ab.

Wie lange ist ein Jahr? Nur 8.760 Stunden, die sind schnell vorbei. Die ersten 500 habe ich schon im Krankenhaus verbracht. Und ich reagierte doch gefasst. Frau Dr. Blauschlag war erleichtert. „OK, gibt es Lösungen, vielleicht doch das Ganze zu verkürzen? Ich habe zwar die Möglichkeit, ein bisschen »Home Office« oder auf deutsch »heimatliche Schreibstube« zu machen, jedoch gerade die erste Zeit sollte ich doch zu meinen Objekten kommen".

Noch wusste ich nicht wie ich das alles auf die Reihe bekomme, doch es war mir bewusst, dass das noch alles so weit entfernt ist. Ich ließ es momentan auf mich zukommen, und verschwendete keinen weiteren Gedanken daran. Erst mal kleine Schritte machen, es gab noch soviel zu tun. Und vieles war noch viel zu schwer für mich. Da gehörte das Autofahren natürlich dazu. Meine Frau konnte mich ja zu wichtigen Arztterminen fahren, und die würden nach der Freizeit meiner Frau gelegt werden. Ich werde eben die kommenden Monate nur noch Beifahrer spielen. Das ist auch entspannender. Ich bin keiner von diesen Männern, die ihren Frauen beim fahren sagen müssen wann geschaltet werden muss. Aber das kann ich ja noch lernen. Ich habe Zeit.

Angeblich, nur vom Hörensagen, gibt es kein Gesetz, dass das Fahren nach einem Schlaganfall verbietet. Aber die Versicherungen, auch vom Hörensagen, stellen sich natürlich quer, wenn man seinem Vordermann die Stoßstange zerbeult hat und es stellt sich heraus, dass man eine Handvoll Tabletten gefrühstückt hat und die Nebenwirkungen darauf hinweisen, dass man keine schwere Maschinen bedienen darf. Auch ein italienischer Kleinwagen mit 500 Kubik gilt paradoxerweise als schwere Maschine. Wer immer auch diese Idee hatte, es ist aber so.

Zur vorzeitigen Erlangung der schriftlichen Erlaubnis zum Führen halbwegs schwerer Maschinen, muss, wenn sich in Ihrem Umfeld kein Neurologe mit verkehrsmedizinischer Qualifikation befindet, der der Führerscheinstelle mitteilt, dass sie und Ihr Fahrzeug nach längerer Standzeit noch fahrtüchtig sind, eine Einrichtung wie der TÜV zustimmen. Erkundigen Sie sich nach den Zusatzausbildungen des Neurologen Ihres Vertrauens.

»Medizinische und Psychologische Untersuchung« heißt das übliche Zauberwort. Die MPU wurde früher fast nur von Menschen besucht und zur Prüfung freigegeben, die wegen ihrer Zuneigung zu alkoholischen Getränken, die sogenannte »Fahrkarte« verloren haben. Darum wurde diese Untersuchung auch »Idiotentest« genannt. Idiotisch, wenn man wegen der unnützen Sauferei die Fahrkarte verliert. Wer sich den hier gestellten Anforderungen gewachsen sieht und den Empfehlungen seines Arztes und auch seiner Frau widersprechen kann, der kann es wagen. Zu den Hauptproblemen des Fahrens nach einem Schlaganfall gehören visuelle Fehleinschätzungen. Geschwindigkeiten werden meist als zu hoch empfunden. Das ist in gewisser Weise ein Vorteil in jeder Fußgängerzone.

Jede Einrichtung kostet Geld, und so will auch der TÜV einen kleinen, aber nicht unbedeuteten Obolus für die Abnutzung seines Stempels haben.

Für diesen Betrag wünschen sich die Ehefrauen, auch die, die nicht wissen, wann sie beim Autofahren schalten sollen, einen Ring zu Weihnachten.

Entschuldigung liebe Frauen, ihr wisst natürlich wann ihr schalten sollt. Aber die Männerwelt baut und konstruiert eben fast nur auf uns zugeschnittene Fahrzeuge, die so dämlich reagieren, dass wir Männer meinen, es müsste gerade jetzt geschaltet werden. Wegen dieser weltentrückten Meinung, wurde der rote Bereich erfunden. Und der Mythos, dass der Motor jault, ist nicht wahr, denn dieses Geräusch kommt eigentlich von einem Sound Generator und ist somit künstlich erzeugt.

Ich bin froh, dass es heutzutage viele Ingeneurinnen gibt, die gefühlvoller an die Sache gehen und Motoren nebst Getriebe entwickeln können die drehzahlfester und leichter zu beherrschen sind. Was hat das wieder mit einem Schlaganfall zu tun? Wir, die davon betroffen sind, sitzen nämlich neben unseren fahrenden Partnern oder Partnerinnen, und haben die Zeit zum Aufregen. Und natürlich bekommen wir deshalb rosa Tabletten als Aufheller. Auch von weiblichen Pharmazeuten entwickelt.

Wahrscheinlich aus den genannten Hintergründen.

●

Kapitel 17: Entmündigt

Entmündigen heißt meiner Meinung nach: »Die Wegnahme der eigenen Meinung und des eigenen freien Handelns. Das nicht Zulassen der Meinungsäußerung. Wann und was Du tust ist von anderen bestimmt und Dir selbst nicht überlassen«. Deswegen habe ich den Titel des Kapitels so gewählt. Und aus Trotz.

Ich schrieb ja schon davon, dass es vor bestimmten Ereignissen, die der Aufenthalt im Krankenhaus so mitgebracht hat und mich zu manchen Zeiten so stark aufwühlte, für mich keine andere Lösung gab, als eine künstliche Beruhigung. Zumindest Zeitweise. Eine Ärztin schlug eben vor, mir diese Tabletten nicht nur temporär, sondern auch permanent zu geben. Das war mir nicht recht, da ich Tabletten im eigentlichen Sinn nicht gerne zustimme. Wenn ich sie aber brauche, und zwar nach meiner Meinung dringend für mein Befinden, und dies auch medizinisch vertretbar ist, möchte ich meinen Zustand damit ins Positive ändern können. Wenn Ich das so will. Es sind ja keine Tabletten, die das Leben nachhaltig verändern können, sondern nur das Seelenleiden für kurze Zeit mildern. Ich meine, nur für eine wirklich kurze Zeit. Wenn ich meine Seele für stark hielt, musste ich sie nicht betäuben. Ich bekam diese Tabletten jeden Morgen in dem schmucken Tablettenkästchen ans Bett geliefert und ich angelte die Glücklichmacher heraus und, wenn ich mich gut fühlte legte ich sie in einen Becher in meiner Schublade anstatt sie zu nehmen.

Das ist für die kurze Zeit im Krankenhaus mein unantastbarer und privater Bereich für meine üblichen Utensilien. Nicht, dass ich dort Kokain oder gar 1.000 Euro Scheine versteckt hielt, oder auch die gleiche Summe in kleineren Scheinen, zum Dealen braucht man ja schließlich Wechselgeld, aber es war eben privat.

Ich sammelte die Tabletten ja nicht um Missbrauch oder Handel damit zu betreiben, sondern legte sie nur zur Seite, weil ich sie nicht einnahm. Alle anderen Tabletten waren natürlich wichtig für mich, schon um keine Krämpfe mehr zu bekommen oder sie stark einzudämmen. Oder auch um die hohen Schilddrüsenwerte nach unten zu korrigieren. Da gab es auch einsehbare Gründe.

Schwester Annette war bestimmt auf ihre Weise sehr Pflichtbewusst. Oder anders ausgedrückt, sie war vom Typ: »Herr Lehrer, ich weiß was« oder eben nur »Alte Petze«. Als sie mittags sah, dass das Tablettenfach für den Abend keine kleine Blaue mehr enthielt, ich sortierte sie eben aus Langeweile schon aus, wenn ich das Kästchen erhielt, tickte sie völlig aus. „Wo sind Ihre ganzen Tabletten?". Oh, die hatte ich versehentlich schon mittags genommen, bis auf die Blaue, die war aussortiert. Meine Frau war da, und ich nicht ganz bei der Sache. Wegen so einem Ton, den die Schwester jetzt lautstark präsentierte, hatte ich nicht viel für den Wehrdienst übrig und war letztendlich froh, dass ich ausgemustert wurde. Die Entschuldigung mit meinem „Oh" ließ sie nicht gelten. Hier in diesem Krankenhaus herrschen schließlich andere Sitten. Ich dachte mir, wenn sie so scharf auf diese eine Tablette ist, bekommt sie die eben wieder. Ich nahm sie aus meiner Schublade heraus. „Was haben Sie da?" tobte sie und zog meine Schublade wieder auf, wühlte kurz und holte die paar Tabletten heraus. „Sie können doch nicht....." und so weiter. Und ob ich konnte. Sie machte umgehend Meldung beim Wache schiebenden Offizier.... Entschuldigung, sie meldete den Vorfall in einer leicht geänderten Version arztgerecht und für sie vorteilhafter Dichtung der Stationsärztin. Sie veranlasste somit meine Entmündigung in Punkto Tabletteneinnahme. „Der Patient in Zimmer sowieso nimmt alle seine Tabletten unregelmäßig ein und sammelt sie die ganze Woche über in seiner Schublade. Klar, dass er nicht gesund wird". Mit dieser Version die sie erzählte, hätte ich folglich genauso an einem Patienten gehandelt.

Ab jetzt wurden die Tabletten im Becher und nicht mehr im Rationierungsfach für den ganzen Tag bereitgestellt. Nach dem oder während des Frühstücks oder des Abendessens kam meist der »Wachhund« von Schwester Annette in mein Zimmer. Ich nannte sie eben so, es war eine kleine zierliche Person und sie war der übergeordneten Schwester absolut loyal. Befehle werden ausgeführt und es wird nicht über deren Sinn nachgedacht. Der Befehl lautet: „Dieser Patient darf seine Tabletten nur unter strenger Aufsicht nehmen, und ja darauf achten, dass er sie auch wirklich alle nimmt". Und wenn es sein muss, lassen sie ihn die Peitsche spüren, fantasierte ich mir hinzu. Und tatsächlich, sie kam in mein Zimmer, stellte nicht nur den Becher mit den Tabletten auf das Tablett und wartete bis ich sie nahm. Sie passte wie ein Jagdhund auf. Ich behaupte sogar, sie war mal einer. In ihrem früheren Leben.

Ich nahm meine Tabletten weder auf nüchternen noch auf halbleeren Magen. „Können Sie warten bis ich mit dem Essen fertig bin?", bat ich. „Ich muss aufpassen, dass Sie die Tabletten auch wirklich nehmen", sagte sie nicht ohne den Stolz, dass sie mich in der Hand hatte. Manchmal dauert so ein Essen lange. Erst recht bis alle Tabletten aus der Menge vereinzelt und in einer für mich verträglichen Reihenfolge geschluckt wurden. Und da wartete sie auch lange. Sie schoss einmal den Vogel ab, nur weil ich sie am Vortag zu lange warten ließ. War das Absicht von mir? Ja! Sie schüttete mir alle acht Pillen in die linke Hand, die auch noch mit Mull verbunden war. Ich sagte kühl: „Geht's Ihnen gut? Glauben Sie etwa, dass ich die jetzt alle auf einmal nehme?". „Das geht schon, und passen Sie auf, dass keine unter den Verband rutscht". „Wollen Sie auch später unter meine Zunge schauen? Ich verstecke die Pillen meistens darunter, dann warte ich bis Sie draußen sind und spucke dann alle aus dem Fenster". Warum kam sie sich jetzt auf den Arm genommen vor? Sie war jetzt beleidigt und zog ab. Aber es saß. Bei einer verständnisvolleren Kollegin dieser Zunft konnte ich meine Version der Geschichte vortragen und sie glaubte mir. Sie legte mir die Tabletten im Vorbeigehen mit einem Augenzwinkern hin. Es bedeutete: Wenn Sie die nicht nehmen, bekomme ich Ärger. Ich wollte nicht dass sie Ärger bekommt, sie war ja doch recht nett. Noch ein Grund mehr das Zeug zu schlucken.

Doch das wollte ich doch sowieso.

●

Kapitel 18: Erinnerungen und Nachtgedanken, Teil 1

Viele Dinge, die ich im Krankenhaus erlebt hatte, sind oft wie ausgelöscht. Es kommt vor, dass plötzlich eine Erinnerung kurz aufflackert. Manchmal nur eine Momentaufnahme. Und ich denke mir, das Nichterinnern hat auch sein Gutes. Was ich über meine Anfälle schrieb, mag manchem ein bisschen hart vorkommen, doch es waren Momente, die ich erlebte. Und ich schrieb sie aus meiner Erinnerung heraus, genau so, wie ich sie erlebte. Oder besser, wie ich sie in Erinnerung habe. Das Gedächtnis kann in vielen Momenten sehr trügerisch sein. Die Wahrheit, wäre sie vielleicht sie noch schlimmer als ich sie dargestellt habe, würde möglicherweise zu bösen Auseinandersetzungen mit sich selbst führen. Fraglich, ob man einen solchen Kampf führen will. Man ist dann der eigene Gegner.

Meine Frau hatte mir in einer ruhigen Stunde verraten, dass sie fast jeden Tag mit dem Chefarzt der Neurologie über mich und meinem Zustand gesprochen hat. Sie hat mir noch nicht viel davon verraten. Ich denke, sie wird es noch tun. Ich brauche etwas länger, bis ich alles verdaut habe. So was ist nun mal schwere Kost, jedoch möchte ich alles wissen. Nur nichts, was ich nicht überwinden kann. Sie wird wissen, was sie mir zumuten kann.

Innerhalb so kurzer Zeit, an seinem eigenen Leben gemessen, stürmen so viele neue Ereignisse in den eigenen Körper, die viele bisherigen Grundfeste ablösen und erweitern, und zu Fragmenten seiner Fundamente werden lassen.

Gemessen am Erlebten jedoch, kommt einem die Zeit in der man zur Regungslosigkeit durch den eigenen Körper gezwungen wurde, wie endlos vor. Und das Ende dessen, wie eine Erlösung, wie ein Aufwachen von einer Ewigkeit.

Der Chefarzt wird meiner Frau nicht immer erfreuliches mitgeteilt haben. Ich kann nur vermuten, dass manchmal meine Besserung so stagnierte, dass eine Änderung nicht in Sicht war. Vielleicht sogar ein Einfrieren eines schlimmen Zustandes, der nicht mehr reparabel sei. Vermutungen gibt es viele, wenn man den Grund des Fehlers noch nicht sieht.

Sie wird es mir sagen, und es wird ein eigenständiges Kapitel daraus entstehen.

●

Ich wartete jeden Tag auf meine Entlassung. Die verzögerte sich aber ständig wegen den hohen Werten meiner Schilddrüse. Es wurde ja hier eine Überproduktion festgestellt. Vielleicht hatte ich deswegen auch abgenommen. Die Überproduktion wurde bei einer radioaktiven Untersuchung erkannt.

Einige sogenannte kalte Knoten fand man auch. Kalte Knoten sind angeblich überhaupt nicht schlimm. So sagt man.

Angeblich machen sie durch ihr Vorhandensein nur die Speiseröhre ein wenig enger und deswegen kann es vorkommen, dass einem beim Essen irgendetwas Schwerfälliges im Hals stecken bleibt. Und das soll ja nicht schlimm sein. So sagt man. Zumindest kurz vor dem Ersticken.

Die normalen Hormonwerte des freien Triiodthyronin, oder kurz fT_3 sind zwischen 2,2 und 5,5 pg/ml, das bedeutet einen Anteil von Pikogramm in Millilitern. Bei mir waren es allerdings 17,76 pg/ml. Also doch ein wenig hoch. Die Ärzte vermuteten, dass hierdurch eventuell die Thrombose ausgelöst wurde und oder auch die so schnelle Gewichtsreduzierung, oder ein Wechselspiel, weil die Blutwerte sich so stark verändern, wenn man so schnell abnimmt und hier kann die Schilddrüse auch zur Überproduktion gezwungen werden.

Für alle Einheitsinteressierten hab ich natürlich auch nach den, wie wir Techniker sagen, Grenzwerten geschaut. Am Ende dieses Kapitels können Sie mehr über diese Einheiten erfahren. Als Patient stolpert man mehr oder weniger interessiert ständig über irgendwelche Zahlenwerte, die einfach nicht zu erklären sind. Die Mediziner nennen das nicht so technisch. Sie nennen das deswegen Referenzwerte, damit man zwischen Arzt und Techniker unterscheiden kann. Einzuhalten sind die Werte aber trotzdem, genauso wie »Tempo 30 Zonen«. Der wichtigste Wert für das Wohlbefinden ist der sogenannte TSH Basal, oder mal nicht abgekürzt, eben Thyreoidea stimulierendes Hormon. Der Wert wird gebeten, innerhalb der Grenzen zwischen 0,27 bis 4,20 µIU/ml zu bleiben, sonst kann es möglicherweise zur subklinischen Hyperthyreose kommen. Also eine Überfunktion. So unaussprechlich dieser Name klingt, so wichtig ist der richtige Wert, um die Schilddrüse zu stimulieren, um die richtigen Hormone auch in der richtigen Menge herzustellen. Das TSH ist grob genommen nichts anderes als Aminosäure, beziehungsweise eine Unterart dessen. Einige dieser zwanzig bekannten Aminosäuren wandeln sich, in das von kräftigen Menschen so geschätzte Protein, zum Body Building um, damit sie sichtbar noch kräftiger aussehen. Also wenn Sie das nächste Mal einen mächtigen Muskelberg vor sich sehen, urteilen Sie nicht allzu negativ über ihn, vielleicht hat er auch nur eine seltene Schilddrüsenkrankheit. Bevor in Deutschland das Jod in rauen Mengen, jedoch angeblich berechtigt ins Trinkwasser gekippt wurde, war in einigen Gebirgsgegenden allerdings nur Kropf-Building bekannt. Das war auch nicht so schön und störte den Träger.

Dieser hohe Wert meiner Schilddrüse konnte mit Tabletten nicht gedrückt werden, das ging nur intravenös. Also schon wieder Spritzen, ich bekam langsam die Krise. Nein, eigentlich hatte ich sie ja schon. Frau Dr. Blauschlag hatte aber eine mich entlastende Idee. Blutabnehmen musste ja mittlerweile nur noch einmal am Tag sein. Ich sah das ja ein und so konnte nichts dagegen machen und nahm es als gewaltvolles Übel hin. Also erst die kleine Blaue schlucken, 30 Minuten einweichen lassen, Entnahmeschlauch einstechen, Blut raus und dann, jetzt kommt die entscheidende Erleichterung, durch den gleichen Schlauch wurde jetzt das Schilddrüsenmittel gespritzt. Für jemanden der das alles nicht mitgemacht hat ist es bestimmt nicht nachvollziehbar. Für den groben Durst wurde nochmals mit NaCl nachgespült, und das brannte kühl in der Vene. Jeder Mediziner vorher hat immer behauptet, dass es nicht geht. So einfach kann das Leben sein. Jeden Tag wurden die Werte der Schilddrüse im hauseigenen Labor gemessen und mir ständig als Wert mitgeteilt. Es war wie ein Count down.

12 - 10 - 8 - 7,8 - 7,6 - 7,2 -.......... „Tja" sagte der Chefarzt bei einer Visite, „Es liegt ja nicht an uns, Ihre Werte stimmen ja nicht. Sonst könnten Sie schon längst Zuhause sein". Super, dachte ich mir, welch ein Trost. Ich wollte nur noch hier raus. Zum Schluss sank der Wert täglich nur um zehntel Stellen. Auf 6,5 biss er sich schließlich fest. Endlich erbarmte sich der Chefarzt und sagte „Also, wenn der Wert heute auf um die 6,3 liegt, können Sie nach Hause". Und er war auf etwa 6,3. Genau genommen nur auf stabilen 6,35.

Es war die vierte Woche, es wurde Zeit. Trotzdem spürte ich, dass ich zunehmend ruhiger wurde. War doch was dran, dass ich für andere sichtbar so nervös und aufgedreht war? Für sich selbst ist es nur gefühlter Stress. An einem Tag bekam ich aus medizinischen Gründen eine höhere Dosis als sonst verpasst. Boah, war ich ruhig und gelassen. Ich sprach ganz locker, konnte anderen gut zuhören und nichts regte mich auf. Wenn ich nachdachte, konnte ich jeden Gedanken zu Ende bringen, es lenkte mich nichts ab. So etwas hatte ich seit vielen Jahren nicht mehr an mir gespürt. Wenn ich ehrlich bin, sogar noch nie. Die Schilddrüse muss ab jetzt 12 Monate lang im Rhythmus von sechs Wochen in diesem Krankenhaus von Prof. Michael untersucht werden. Es besteht sogar die Möglichkeit, dass in Einzelfällen die Schilddrüse ihre Arbeit wieder aufnimmt und zwar in der gewohnten Qualität. Das heißt, mit den richtigen Werten von 4,0 bis 4,4 pg/ml. So der Originalton Arzt zu Patient. Sollte das nicht der Fall sein, sollte sie ausgeschaltet werden.

Es gibt hier zwei Möglichkeiten:
Die eine ist, sie wird operativ entfernt und das ist nicht schön. Schon wieder Krankenhausumgebung.

Die zweite ist, man unterzieht sich einer Radiojodtherapie, man schluckt eine radioaktive Tablette, die punktgenau nur die schadhafte Schilddrüse zerstört. Man darf danach natürlich nicht wieder gleich unter die Leute gehen, sondern man kommt quasi in einen abgeschirmten Raum, in dem man etwa drei Tage alleine vor sich hin strahlen kann. Das eingesetzte radioaktive Jod hat nur eine Halbwertzeit von etwa 8 Tagen und zerfällt dann in mehr oder weniger unschädliches, aber stabiles Xenon. Das wird auch heutzutage in Fahrzeuge der Oberklasse als sogenannter Aufheller der Wegstrecke eingebaut, und scheint deswegen nicht sehr schädlich zu sein. Trotzdem ist das also auch nur im Krankenhaus machbar.

Mir reicht es jetzt langsam. Ich hoffe nur, dass sich meine Schilddrüse so erholt, dass wenn auch eine leichte Überfunktion zurück bleibt, diese mit Tabletten behoben werden kann. Das würde mir ja schon reichen.

•

Was Sie nicht wirklich wissen müssen:

Das fT$_3$ (freies Triiodthyronin) ist mit dem fT$_4$ (Thyroxin) zusammen ein sehr wichtiges Schilddrüsenhormon. Bei einem Überangebot dieses Hormons, sei es durch Überfunktion der Schilddrüse oder einer künstlichen Zuführung von Außen, kann es zu einem erheblichen Gewichtsverlust durch übermäßige Fettverbrennung, aber leider auch einem Rückgang der Muskelmasse kommen. Der Volumenanteil oder Referenzwert liegt bei 2,2 bis 5,5 pg/ml, oder zu Veranschaulichung, wie wenig Pikogramm in Millilitern sind, habe ich die Einheiten mal für Sie aufgesprengt. Es sind dann 0,000.000.000.002.2 bis 0,000.000.000.005.5 Gramm in einer Menge von 0,001 Liter, also Billionstel Gramm in einem Tausendstel Liter. Beim fT4 liegt der Referenzbereich bei 0,6 bis 1,8 ng/dl. Das heißt also Nanogramm pro Deziliter, folglich 0,000.000.000.6 Gramm in einem Volumen von 0,1 Litern.

Das so genannte TSH, oder Thyreoidea stimulierendes Hormon, wird von bestimmten Arealen im Zwischenhirn geregelt. Es wirkt stimulierend auf das Wachstum und die Jodaufnahme und wirkt auf die Produktion der vorgenannten Schilddrüsenhormone fT$_3$ und fT$_4$. Der TSH Grenzbereich liegt bei 0,4 bis 2,5 mU/l. Diese Einheit bedeutet 1/1.000 International Units (internationalen Einheiten) pro Liter.

Auch hier in diesem Kapitel habe ich mich den frei zugänglichen Informationsquellen bedient. Sie hätten das auch selbst tun können. Ziehen Sie mich nicht zur Verantwortung wenn Ihnen ein Wert merkwürdig vorkommt. Übertragungsfehler kommen auch in den allerbesten Kochbüchern vor.

Bei vielen Visiten waren immer andere Gesichter zu sehen. Meistens bestand die Truppe aus allen Stufen der Krankenhaushierarchie. Das waren, von oben angefangen, mindestens ein Oberarzt und ein Stationsarzt. Das war die Basisausstattung. Danach kamen Aushilfsärzte oder in dem einen oder anderen Fall freiwillig interessierte Ärzte aus den Nachbarstationen. Danach erst kam eine Meute, die ihres Studiums wegen an allen vorgestellten Fällen interessiert sein musste. Denn sie alle wollten gute Mediziner werden oder hatten es wenigstens vor. Oder sie mussten es werden, weil der Vater auch schon Arzt war und zu Hause wartete eine eingerichtete Landarztpraxis. Die hatte der Großvater auch schon von seinen Ahnen überlassen bekommen. Das passende Werkzeug auch. Chronischer Tropenschnupfen, Raucherhusten oder Schwangerschaften waren alltäglich. Aber hier in der Klinik forderten neurologische Leiden den Mediziner heraus. Und da gab es leider zu viele Ungereimtheiten. Eine davon war ich. Meine Krankenakte mit dem offiziellen Krankenbericht ging innerhalb der Klinik von Hand zu Hand.

Und da Gott nicht nur das schöne Wetter erfand, sondern auch den Rasen, brauchte er noch eine Schöpfung, die darauf Golf spielte. Das waren die Chefärzte. Hier wurden beim Benutzen des neuner Schlageisens die ungewöhnlichen Patienten gepriesen, die das tägliche Brot dieser Herren sicherten.

Trotzdem, Hut ab vor deren Wissen und Einsatz. Mein momentanes »Ich« und mein derzeitiger Gesundheitszustand sind das Produkt dessen. Damit hier keine falschen Meinungen aufkommen, ich schätze die Ärzteschaft wirklich sehr. Auch wenn ich schon einige Chefarztfrauen aus meiner früheren beruflichen Erfahrung als Kundendienstmonteur für Haushaltsgeräte kennen gelernt habe. Leider zeigten viele von ihnen, wenn überhaupt, nur wenig Mitgefühl, wenn sich kurz vor Weihnachten noch ein einsamer Monteur durch den Schnee kämpft und den Herd repariert, damit die

Pute weiter schmoren kann. Weil doch die Kollegen vom Golf-Club eingeladen sind. Das zum Thema: gegenseitige Anerkennung.

Wer beim letzten Spiel fehlte und nicht Aktuelles mitbekommen hat, muss zum Ärztekongress nach Berlin. Wie oft und wann er stattfindet, weiß ich nicht, da ich immer während der Bekanntgabe den Herd der Chefarztfrau repariere.

Wenn sich jemand viele Jahre in den verschiedensten Universitäten aufhält und lernt wie man die Spezies Mensch nach einem Defekt wieder in Gang bekommt, so das wieder etwas Lebenswertes daraus entsteht oder erlernt wie Schmerzen reduziert werden können und sich dabei wieder ein Lächeln im Gesicht bildet, dann ist es ganz egal ob dieser jemand ein sogenannter Arzt für Allgemeinmedizin oder „nur" ein Chefarzt wird. Dieser Mensch verdient Respekt und kein Neid, nur weil er sich eine Mitgliedschaft im Golf-Club leisten kann. Diesen Neid muss man sich erst mal verdienen. Wenn man am Boden war und von einem weißen Kittel aufgerichtet wurde, dann gönnt man ihm auch den schnellen Wagen. Die Ärztefrau verzeiht mir bestimmt auch den schmutzigen Blaumann, den ich anhabe, und die Spuren auf dem schönen Kachelboden, die ich mit meinen Schuhen hinterlasse. Wenn nur danach der Herd wieder funktioniert.

Ein besonderer Fall war folgender: „Patient, männlich, 43 Jahre alt, Gewichtsabnahme um 15 bis 18 kg innerhalb von drei Wochen durch Fehlfunktion in der Schilddrüse oder auch Fehlfunktion der Schilddrüse durch das schnelle Abnehmen. Eventuell eine starke Blutverdickung durch die vorangegangenen Fehlfunktionen. Thrombosebildung in der Sinusvene. Veneninfarkte waren auf den angiographischen Bildern zu sehen, also auch vorhanden. Bleibt offen, warum die Kopfschmerzen schon vor der Thrombose da waren. Wahrscheinlich »Henne / Ei-Problem«. Nach eigenen Aussagen aß der Patient in den vorausgegangenen Wochen wegen der Kopfschmerzen kaum noch etwas. Aus diesem Grund konnte aber die Gewichtsabnahme entstanden sein, Patient ist kein Mediziner. Er wird aber trotzdem mit Medikamenten versorgt. Der

Patient erteilt uns unendgeldlich die verfügte Erlaubnis zur Darstellung seiner Krankengeschichte beim Berliner Ärztekongress. Er wird auch in der einschlägigen Fachliteratur erwähnt, und zwar anonym, damit er nicht nachzuweisen ist."

So könnte, aus meiner ironischen Sichtweise rekonstruiert, der interne Ärztebericht ausgesehen haben. Aber in Berlin wurde ich trotzdem erwähnt und eine Kopie aus der Fachpresse sollte ich auch erhalten. Das hat mir der nette Chefarzt jedenfalls versprochen. Allerdings bin ich kein Abonnent des Blattes, und so warte ich immer noch.

•

Kapitel 21: Nach Hause

Die Werte der Schilddrüse waren also einigermaßen und mit beiden Augen zudrücken in Ordnung. Ich will nicht sagen, dass ich mich gesund fühlte, ich war vollkommen ermattet, alle meine Reaktionen und Handlungen gingen wie auf Sparflamme sehr viel langsamer als normal von statten. Jedoch konnte meine Frau meine ganzen Klamotten zusammen suchen, ich durfte nicht helfen, denn ich stand sowieso nur im Weg herum. Und ohne nach hinten zu sehen, verließ ich das Zimmer, die Station, das Stockwerk, den Aufzug, das Krankenhaus, den Parkplatz und schließlich das gesamte Gelände. Für mich war es eher wie eine Flucht. Ich war schon erledigt, als wir am Auto ankamen, als ich mich setzte und als wir losfuhren. Vor Erschöpfung versuchte meine rechte Hand ständig zu krampfen. Auf der Fahrt war es nicht anders. Aber vor lauter Angst wieder zurück zu müssen, hielt ich durch. Meine Anstrengung wurde damit belohnt, dass ich eine halbe Stunde später unsere Treppe hochgehen konnte. Ich ging schlagkaputt durch unsere Wohnung um alles anzusehen. Dabei schaute ich auf alles nur flüchtig. Ich beendete den kurzen Rundgang in unserem Schlafzimmer wo ich nur noch den Wunsch hatte in das Bett zu sinken. Im Liegen sah ich das erste Mal, seit so langer Zeit, keine weiße sondern rote Wände. Ich schloss die Augen.

Es war Mittwoch, wie alle sieben Tage, aber an diesem Mittwoch fing ein Count Down an zu zählen. In einigen Tagen muss ich wieder für mindestens sechs Wochen fort von hier. Die Zeit läuft. Am kommenden Montag fährt mich meine Frau in eine Reha-Klinik nach Bad Schmelzdorf. Ich weiß noch nicht, was mich dort erwartet und so hatte ich Angst vor dem Neuen und Unbekannten. Was passiert, wenn ich dort wieder krampfe oder wenn »nur« das Krampfgefühl wieder kommt, so wie jetzt? Wer hält mich dann fest, wer lenkt mich davon ab, wer bringt mich dann auf andere Gedanken? Meine Frau wird dann nicht bei mir sein. In der ersten Nacht zu Hause schlief ich gut und entspannt. In der Zweiten hatte ich Probleme einzuschlafen.

In der Dritten musste meine Frau mit mir die Bettseiten wechseln, weil ich nicht auf der rechten Seite liegen konnte. Ich wollte mich aber trotzdem mit ihr unterhalten, ohne ihr den Rücken zuzukehren. Außerdem war ich durch einen Seitenwechsel wenigstens für eine Minute abgelenkt und konnte jetzt schön über meine Erlebnisse plaudern, aber irgendwann merkte ich, dass meine Frau mir nicht mehr zuhörte, dabei war es erst halb 3. Mein Krampfgefühl ließ nicht nach, zeitweise wurde es auch stärker. Ich hatte hier auch noch mit aufkommenden Panikattacken zu kämpfen. Was tue ich nur wenn doch ein Krampf kommt? Und noch schlimmer, was macht meine Frau mit mir, wenn das geschieht?

Wenn ich den Worten eines Neurologen glauben schenken kann, dauert ein nicht durch Valium oder ähnlichen Mitteln künstlich beendeter Krampf nur wenige Minuten, im Einzelfall auch mal länger, weil man vor Erschöpfung nach einiger Zeit selbst damit aufhört. Trotzdem ein kleiner Tipp für alle die einen Krampf bekommen können, man soll sich auf keinen Fall selbst dabei festhalten und sich nie eigenmächtig ein Stück Holz zum drauf beißen zwischen die Zähne schieben, sondern höchstens bei einem Anfall in warme Decken hüllen.

Damit so etwas nicht geschieht, musste ich mich also künstlich ablenken. Das war verdammt schwer. Der Fernseher lief bis früh in den Morgen, bis mir die Augen zufielen. Und trotzdem war ich recht bald wieder wach. Ich wartete noch ein bisschen und nahm wieder diese riesige Menge von Tabletten. Pro Woche über 100 Stück. Ich fühlte mich wie ein aktiver Sponsor der halben Pharmaindustrie. Am Donnerstagmorgen frühstückten wir gemeinsam, lange habe ich das vermisst. Ich setzte mich danach ins Wohnzimmer und sah mich um. Ich kam mir in der eigenen Wohnung nach dieser langen Zeit wie ein Fremder vor. Es war zwar alles vertraut, aber ich hatte mich von der eigenen Wohnung entwöhnt. Seltsam.

An meinem Aquarium hatte ich lange nichts mehr gemacht, aber mein Jüngster hat zumindest den groben Dreck rausgefischt und damit war es wenigstens für die Augen einigermaßen in Ordnung.

Ich setzte mich auf die Couch, das Sitzen war vertraut und doch fremd. Irgendetwas sollte hier verändert werden, aber was? Es kam mir alles zu klein und zu vollgestellt vor. Ich lief traurig und still auf und ab, wie ein Tiger im Käfig. Ich suchte einen Platz an dem ich mich für einen Moment, wie früher, geborgen fühlen konnte. Und das in den eigenen vier Wänden. Ich fühlte mich nicht mehr richtig wohl.

Der Psychiater der Reha schlug mir später vor, einiges in der Wohnung zu verändern. Meine Frau wollte ich jetzt nicht unbedingt hergeben, wer weiß, für was sie noch gut ist. Und so verzichtete ich auf meine heiß geliebte Chesterfield Couch und meinen riesigen und über 25 Jahre alten »Monstera Deliciosa«. Das ist eine Topfpflanze im Format des Musicals »Der kleine Horrorladen« von Frank Oz. Das Entsorgen der Pflanze wollte ich mir nicht antun und bat um Stillschweigen während der Tat, die in meiner Abwesenheit geschehen konnte. Es war natürlich die Idee meiner Frau, nur mal schnell in das Möbelgeschäft um die Ecke zu gehen und nur mal zu bummeln. Nur mal so. Die neue Couch wurde einige Tage später geliefert.

Donnerstag hatten wir einen Termin bei meinem Hausarzt. Er musste mir, na was wohl, Blutabnehmen, um den Quick-Wert zu bestimmen. Doch wenigstens konnte ich mich hinlegen. Er machte das selbst und ich wartete wie das Lamm vor dem Schlachten auf den Einstich. Das war aber schon längst vorbei. Warum, so dachte ich, war er nicht in der Klinik und hat mich genadelt? Dann hätte ich dieses blöde Nadeltrauma nicht bekommen. Wir bekamen das Rezept für meine Tabletten, die natürlich keine Apotheke im Umkreis hatte. Im Übrigen hielten sie bei der jetzigen Dosierung zirka 10 Tage und kosteten für mich etwa soviel wie eine halbe Tankfüllung. Der wahre Preis dieser Tabletten ließ mich nach frischer Luft schnappen. Die Krankenkasse tat mir Leid. Aber die letzte Apotheke versprach am späten Nachmittag alles mit ihrem »Pillenexpress« nach Hause zu liefern. Ich brauchte ja dieses ganze Zeug. Abends rief dann der Hausarzt bei uns an und teilte die Dosierung mit, die ich den Rest der Woche als Blutverdünner nehmen musste. Das

Wochenende kam und gab mir noch ein wenig Aufschub, um die Reha anzutreten.

Doch schon waren die wenige Tage zu Hause vorbei. Es wurde wieder alles zusammen gepackt und wir fuhren los. Kaum zu Hause, war ich schon wieder weg.

•

Was Sie nicht wirklich wissen müssen:

Der Quickwert ist ein Parameter der den Gerinnungsfaktor im Verhältnis zu einem gesunden Mensch zulässt. Dieser Grenz- oder Referenzwert liegt bei 70 bis 100%. Je geringer dieser Wert ist, umso länger ist die Gerinnungszeit des Blutes, bzw. umso höher ist der Flüssigkeitsfaktor. Er heißt aber nicht Quickwert weil er so flott geht, sondern erstaunlicher Weise weil dieser Effekt oder Messart erstmals von dem amerikanischen Arzt Armand James Quick beschrieben wurde. Zur Bestimmung dieses Wertes wird im Labor ein Gewebe-Thromboplastilin eingesetzt und je nach der Beschaffenheit der jeweiligen Hersteller wird auch das Messergebnis und somit der ausgegebene Zahlenwert in Prozent verändert dargestellt. Damit es endlich zu einer Vereinheitlichung kommt, wurde von der Weltgesundheitsorganisation (WHO) der so genannte INR-Wert (International Normalized Ratio, also international normalisiertes Verhältnis oder Schlüssel) entwickelt. Ganz Grob kann man sagen, hoher Quick-Wert = niedriger INR. Der normale Wert eines gesunden Menschen ohne gerinnungshemmende Medikamente, also Antikoagulation liegt bei 1,0 und bei entsprechenden Patienten zwischen INR 2,0 und 3,5.

Auch hier in diesem Kapitel habe ich mich den frei zugänglichen Informationsquellen bedient.

Kapitel 22: Die Rehabilitation

Zu meinem Erstaunen war die Reha-Klinik ganz nah. Kaum 15 Autominuten, auch wenngleich meine Frau fuhr. Doch andererseits ging so diese Fahrt viel zu schnell. Mir kam es jedenfalls so vor. Ich bat meine Frau etwas langsamer zu fahren. Nicht nur, um Zeit zu schinden, sondern auch aus dem Grund, dass mir die Autofahrt viel zu schnell vorkam. Durch die Explosionen im Kopf wurde mir mein komplettes Gefühl zur Einschätzung der richtigen Geschwindigkeit genommen. Wir schlichen mit etwas über 50 km/h über die Landstraßen. Alles, was ich im Vorbeifahren im Blickwinkel erfasste, flog an mir vorbei. Keinen Punkt konnte ich fokussieren. Ich musste die Augen bis zum Ziel schließen.

Wir meldeten uns an der Rezeption. Wow, wie im Hotel, mit eigenem Fach aus dunklem Holz und Trennbügel aus reinstem Plexiglas, mit einem vermessingten Nummernschild und eigenen Zimmerschlüssel. Eine Unterschrift und er gehörte mir. Zimmer 203 Querstrich eins, bitte schön.

Wir gingen also in den zweiten Stock, in die uns noch unbekannten Gänge. Am Schwesternzimmer warteten wir bis uns jemand führte. „Sie können schon mal vorangehen, es ist ganz leicht zu finden", sagte die Schwester. Wir suchten trotzdem. Als wir fündig wurden, wurde aber das Zimmer gerade hergerichtet. Wir waren zu früh. Das Pflegepersonal war noch zu Gange. Und endlich gaben sie es zum Neueinzug frei, wir stürmten los.

Ein Doppelzimmer, das ich ganz alleine für mich haben durfte. Kein Bettnachbar, der durch Lichtreflexe erzogen werden muss, und auch kein Kurschatten. Ich sollte mich ja auch erholen.

Es war ganz nett eingerichtet. Ich sah mich weiter um. Zwei Stühle unterschiedlicher Bauart, aber gleich lackiert und bezogen. Ein Wandtisch mit jeweils einer Schublade für jeden der hier wohnt. Das heißt, beide gehörten mir. Zuviel Platz schafft Unordnung, das kannte ich von Zuhause. Weiter ging es mit einem Einbauschrank mit noch intakten Schiebetüren. Ich denke, ich werde sie so lassen. Und einem behindertengerechten Bad.

Plötzlich fiel mein Blick auf die Kacheln und die Türen. Wer in aller Welt ließ eine solche optische Körperverletzung zu? Es war schon schlimm genug diese Farben vorzuschlagen, aber genehmigen? Das war der größte Frevel. Die Türen waren aus einer Mischung von Lachs und Pfirsich lackiert, und die weißen Kacheln mit einer türkisen Reihe abgesetzt. Panik, Pfirsich-Lachs und Türkis. Ich merkte schnell, dass sich dieses Farbspiel in den Rahmen der Außenfenster und Balkonverzierungen wiederholte. Doch das konnte auch ein passiver Einbruchschutz sein, diese Farben mussten auch im Dunkeln einfach abschreckend sein.

Wer konnte nur..... aber, es ging mich ja eigentlich nichts an. Es war nicht mein Haus.

Das vorhandene Telefon meldeten wir nicht an, die Reha-Eigner wollten richtig Geld dafür haben. Kostenlos hatte ich es ja nicht erwartet, und ich habe wirklich Verständnis dafür, dass die auch ihre Unkosten haben. Ich aber auch. Telefonate konnte man aber auch in diesem abgemeldeten Zustand empfangen und von Zuhause aus war es kostenlos. Also ließ ich es zu Hause über das Handy anklingeln und meine Frau rief zurück. Das klappte vorzüglich.

Ansonsten wollte ich nichts mit den anderen Medien zu tun haben. Seit Februar hatte ich weder Radio gehört, Fernsehen geschaut oder gar Zeitung gelesen. Ich wollte ja nur einfach meine Ruhe. Ich wollte nicht wissen, ob Amerika endlich unser achtzehntes Bundesland ist. Nach Norwegen natürlich. Oder ob das Überholen der Geisterfahrer doch noch erlaubt wurde, zumindest rechts. Ich hörte nur Fragmente der Neuigkeiten von anderen Leuten so undeutlich, dass ich auch vom Hörensagen nichts Brauchbares zugetragen bekam. Und ich war froh darüber. Was auch passierte, meine Außenwelt bestand erst mal aus dem, was sich mir im Inneren des Fensterrahmens zeigte, und was ich beim Spazieren sah. Doch das genügte vorerst.

Während ich darüber nachdachte, hatte meine Frau gerade meine Sachen verstaut, ich mache ihr das nie gut genug und so stand ich wieder im Weg herum. Wo sollte ich mit mir hin?

Nun kam die Schwester von vorhin wieder rein und hatte stapelweise Papier und Formulare zum Ausfüllen in der Hand.

Die üblichen Fragen kamen. Wer oder was sind Sie, wenn ja, warum nicht.

Familienstand? Äh, verheiratet, seit meiner Hochzeit.

Zurzeit aber krank, deswegen bin ich hier.

Vorstrafen? Nicht genug um aufzufallen.

Alles wurde schriftlich festgehalten, damit jeder Arzt und Therapeut wusste, was ich hatte und wie ich zu behandeln sei.

Nein, falsch gedacht. Jeder Arzt und jeder Therapeut fragte das. Immer das Gleiche. Es lebe die Erfindung der allgemein zugänglichen Datenbank.

Nach dieser ersten Vernehmung durfte meine Frau meinen Schrank weiter einsortieren, ich stand immer noch im Weg. Danach konnten wir uns im Klinikrestaurant einfinden. Zwar bekam ich einen festen Tisch zugewiesen, die Nummer 11, aber weil ja meine Frau auch was am Kleiderschrank geleistet hatte, konnte sie sich an der Theke zum Vorzugspreis von über 8 Euro am Mitessen beteiligen. Uns wurde provisorisch ein gemeinsamer Tisch zugeteilt.

Und wieder hieß es Abschied von meiner Frau zu nehmen, und ich wartete einsam und verloren in meinem Zimmer auf den Stationsarzt Dr. Falkenflug. Er untersuchte mich in den mir zum Teil bekannten Techniken. „Sehen Sie das?", „Ja", „Tut das hier weh?", „Äh, nein", „Folgen Sie nur mit den Augen dem Finger.........", „Aha"

Das war die letzte Untersuchung für heute. Zumindest solch ein grundlegender Basis-Check. Dachte ich jedenfalls. Es schien, als wurden die vorherigen Untersuchungen des Stationsarztes von der Oberärztin in Frage gestellt. Meiner Meinung nach hat er alles richtig erkannt und auch notiert. Ich hatte mittlerweile als Diplom-Patient genug Erfahrung gesammelt und konnte beurteilen, ob ein Arzt eine gute oder ausreichende Untersuchungstechnik drauf hatte. Frau Dr.

Schwab musste im Gegensatz zu mir einige Zweifel haben. Diese Kontrolle musste für Dr. Falkenflug sehr peinlich gewesen sein. Man stelle sich die Situation vor, ein Doktor untersucht einen Patient und macht zum Abschluss der Untersuchung eine kurze Meldung bei seiner Stationschefin. Ohne eigene Untersuchung oder Kenntnis des Patienten wird diese Untersuchung in Frage gestellt. In der langen Zeit in dieser Reha lernte ich allerdings die wahren Kenntnisse der einzelnen Ärzte und vor allem der leitenden Ärzte kennen. Aus der Sicht eines erfahrenen Patienten. Beim durchgeführten Hammertest sollten über die Nerven die Extremitäten, wie die Beine, Füße oder Unterarme angeregt zucken. Vorhin taten sie das. Frau Dr. Schwab schüttelte ihren Kopf und hätte wahrscheinlich lieber den von ihrem Kollegen geschüttelt. Sie hielt die festgestellte Verminderung der Reaktion schlicht für eine Fehldiagnose.

Obwohl ich die Verminderung auch schon, aber nach Frau Dr. Schwab zu Unrecht, festgestellt hatte, wusste ich, dass wir Männer so fehlerbehaftet sind.

Ich bekam im Laufe des Tages auch schon meinen ersten Patientenlaufzettel.

•

Was Sie nicht wirklich wissen müssen:

Die Namen der mitwirkenden und genannten Personen und Orte sind natürlich frei erfunden. Ich will ja nicht, dass sich jemand hier auf diesen Seiten wieder erkennt. Das könnte er höchstens aus seinen beschriebenen Handlungen tun, und nicht jeder kann stolz drauf sein. Andere aber mit Sicherheit. Doch ich behandele hier alle gleich, manche vielleicht ein bisschen gleicher.

Kapitel 23: Therapiert

Die Patientenlaufzettel haben den tollen Nebeneffekt, dass sie als dankbare Lektüre in den Wartepausen vor den Terminen im Wartezimmer dienen. Und natürlich um sich beim intensiven Lesen vollkommen taub oder beschäftigt zu stellen, wenn man mal wieder keine Lust dazu hatte, von unbekannten Mitpatienten die neuesten Wetterereignisse zu hören. Entschuldigung, ich bin neu hier, ich brauche noch etwas Ruhe. Was mich allerdings beunruhigte, war der Termin zur kommenden Blutabnahme. Mist. Das reißt einfach nicht ab, oder?

Viele, mir noch unbekannte Therapien, standen bereits auf diesem Laufzettel. Reflexzonenmassage, aha. Aber das ist nichts weiter als eine halbe Stunde das Lachen zu unterdrücken, weil da massiert oder geknetet wird, wo es eigentlich kitzlig ist. Und ich bin an den Fußsohlen kitzlig. Das zweite Lustige an dieser Massage ist, dass sich irgendein Finger wie von Geisterhand bewegt, wenn die richtige Zone getroffen wird. Oder ganz Toll ist das Stanger- oder Entspannungsbad. Das war ein Erlebnis. Die Wanne gleicht jeder anderen, allerdings für Leute ab 2,60 m Körpergröße. Schon beim Einstieg hatte ich Bedenken, es kamen die Erinnerungen an mein letztes Bad am Tag des Schlaganfalls, das prägt. Zögerlich stürzte ich mich in die seichten Fluten. Ich rutschte dauernd nach unten, musste mich also oben festhalten, wodurch ich an der Brust nach unten gedrückt wurde und somit mehr Auftrieb bekam, weil ich tiefer im Wasser war. Dadurch rutschte ich wieder runter. Diesen Kreislauf wollte die therapeutische Badenixe durch ein eingelegtes Begrenzungsbrett stoppen. Das war aber aus Kunststoff und schwamm oben auf. Und das ganze begann wieder von vorn. Aber halt eben jetzt mit Kunststoffbrett. Es war trotzdem nicht sehr entspannend weil ich mit der Brust fast vollständig im Wasser war, meine Beklemmungsängste nahmen wieder zu, unter anderem bin ich zu allem Übel auch Nichtschwimmer, und es dauerte keine zwei Minuten bis ich mich ans Land rettete und mich abtrocknete. Ich unterdrückte die Frage nach einem Schwimmabzeichen, ich wollte nicht sofort auffallen.

Ähnlich ist das 4-Zellenbad. Zuerst sah ich die galvanischen Elemente, die mir eine Voransicht eines elektrischen Stuhls vermitteln konnten. Davon hatte ich ja mittlerweile genug und ähnliches erlebt. Man sitzt wie vor einem Bedienpult für Kraken und hat eine Wanne für jeweils alle seine vier Tentakel vor sich. Das wäre für mich bestimmt irgendwann zu Gewöhnungseffekten gekommen, allerdings hatte ich mit der Räumlichkeit, in dem das Wannengerät stand, mehr Probleme. Hatte ich schon erwähnt, dass ich Hobby-Asthmatiker bin? Nein? So kann sich keiner vorstellen wie man in diesem Zustand bei nahe 98% Luftfeuchte noch Atemluft bekommen sollte. Ich konnte mir das vorstellen, aber dafür konnte ich nicht atmen. Es ist nicht leicht mit mir, ich muss es zugeben.

Ich sagte es auch bei kommender Gelegenheit dem Facharzt meines Vertrauens, dass ich aufgrund erwähnter Umstände dieses und jenes nicht machen kann. Aus lauter Dankbarkeit trug er sogleich die 4-Zellenbäder jeden zweiten Tag für die nächsten 4 Wochen ein. In jeder Zeile die von den Therapeuten unterschrieben werden musste, klaffte eine Lücke, die das Gesamtbild störte. Und mich auch. Deswegen schrieb ich meine Bemerkungen dazu. Der Platz war ausreichend. „Der Patient", also eigentlich ich, „hatte schon während der ersten Behandlung anhaltende Atemnot, deswegen empfiehlt er sich ein Abbruch der Selben". Es fruchtete. Die Bäder standen damit weiterhin auf meiner Liste und die Einträge mehrten sich. Meine Bemerkungen auch.

Liest die eigentlich einer durch? Wenn nicht, hätte ich eine Menge nutzloser Kommentare einfügen können, die mir sonst der Anstand verboten hätte.

Zur »Fit-Gruppe 3« ging es in die Turnhalle. Und ich sah sehr professionell aus in meiner kaum benutzten Turnhose.

Turnhose, so sagte man früher darüber. Heute muss Jogging, Walking oder Climbing damit betrieben werden, wenn man dem Namen der Hose gerecht werden will. Und das natürlich Outdoor und nicht einfach nur draußen. Viele Übungen, die mir körperlich leicht fielen, konnte ich wegen diesem Venenriss im Kopf und von dem die Therapeuten trotz möglicher Ärzte-Info nichts wussten, nicht ausführen. Andere Übungen, zum Beispiel den bunten Bällen nachrennen, brachten den gleichen Effekt wie damals im Therapieraum der Klinik. Also wurde ich nach einem kurzen Gespräch mit dem Oberturner in die um einige Schwierigkeitsgrade leichtere »Fit-Gruppe 4« verlegt. Es wurde tatsächlich um etliches einfacher. Die zu benutzenden Bälle wurden langsamer geworfen. Ich bekam deswegen zum Werfen einen Luftballon. Das war mir allerdings so peinlich, dass ich in die »Rücken-Fit-Gruppe« wechselte. Hier wurden zum Unterschied gelbe und keine roten Bälle benutzt.

Der sportliche Abstieg war nicht mehr aufzuhalten, jetzt kam ich in die »Bandscheibengruppe« und hatte mit meinem Dasein gefühlsmäßig den Altersdurchschnitt erheblich verringert. Die Therapeutin hieß Frau Ungehörig und hatte einen schweren hessischen Dialekt, was bei Frauen viel von der Optik verwirft. Sie führte jede Übung nur verbal vor und so wunderte ich mich nicht darüber, dass ich, da ich neu in dieser Gruppe war, noch einige Fehler machte. Manche sogar absichtlich.

Die Ergo-Räder und dessen Funktionsweisen wurden auch erklärt. Ich kannte das schon, bis auf die Möglichkeit zum Pulsmessen. Bei mir zu Hause geht das zwar über einen Ohrclip oder wahlweise über Sonden in den Handgriffen, doch hier war das viel einfacher. Man zieht einen angefeuchteten Brustgurt auf die nackte Haut und dieser misst permanent den Pulsschlag, den er per Kurzstreckenfunk an das Panel des Rades weitergibt. Hier hatte ich zu Anfangs einen Puls von 70 Schlägen pro Minute und bei eingestellten 60 Watt nach 15 Minuten etwa 120. Als ich daran dachte, dass dieser Brustgurt, der momentan meine Brust zierte, mit Sicherheit schon 1.000 nackte und teilweise nicht desinfizierte Brustkörbe bedeckt hatte, lag mein Puls dann doch außerhalb des Messbereichs.

Meine Radnachbarin hatte eine eigene Pulsuhr und dementsprechend einen eigenen Gurt zum Selbstdurchschwitzen. Das war mir sehr viel angenehmer und ich nahm mir vor, beim nächsten Freigang der Reha so ein Ding zu kaufen. Das Geld wollte ich gerne ausgeben. Hauptsächlich, um mein aufkommendes Ekelgefühl zu beruhigen.

Einige Tage später wurde die »Walking-Gruppe« in die Geheimnisse des Walkens »nicht« eingeweiht. Unser Vorturner entschied sich lieber für die »Lauft-mal-vor-Methode«. Er dachte bestimmt, wenn irgendwann Kritik aufkommt, hätten die Leute ja mal fragen können. Ich schaute lieber mal, wie diejenigen das machten, von denen ich dachte, dass sie es können. Viel Zeit hatte ich dazu nicht, sie waren fit und um einiges schneller. Und im Übrigen schon zu weit weg. Und jetzt sah ich sie schon nicht mehr.

Am kommenden Wochenende, das wie immer mit Zuhause belohnt wurde, lieh ich mir erst mal die Nordic-Stöcke meines Vaters aus. Ja, er hatte welche, die dank guter Beratung im Fachgeschäft für ihn und seine Größe zum Stabhochsprung bestens geeignet waren. Und für mich zum Laufen etwas zu hoch.
Ich kaufte mir dennoch eigene, was ich bis heute nicht bereut habe.

Mir fiel mit der Zeit auf, dass die meisten Stockläufer, ich nehme an durch die gleich gute Einführung wie ich sie bekam, nur die Stöcke hinter sich her ziehen und mit den Armen zum Schwingen bringen. Kaum einer stützt sich damit ab, um seine Arme damit zu belasten. Ich lief dann mit der Pulsuhr und stellte fest, dass ich auch mit der Zeit beim Bergabgehen einiges an Kraftaufwand benötigte. Mein Stirnband nahm bereitwillig die Ergebnisse meines Kraftaufwandes auf.

Für den Puls stellte ich den Max-Wert auf 130 Schläge pro Minute und merkte sehr bald, dass sich meine Kondition merklich verbesserte. Man konnte ganz schöne Strecken im Gelände rund um die Reha-Klinik laufen. Und an einigen markanten Punkten mit gehöriger Steigung hatte ich zeitweise einen Puls von über 160, der sich aber bald bis auf 135 senkte, je mehr ich übte.

Und ich übte viel. Meine Strecke war gut und gerne von fast 3 km bis auf 10 km angewachsen, denn ich änderte ständig den Weg. Zum Schluss kam ein Weg, gemischt aus Schotter und Waldboden hinzu. Es wunderte mich, dass ich im Gegensatz zu früher auf Waldboden laufen konnte. Doch dieser hier war von unzähligen Turnschuhen begradigt worden und ich konnte ein für mich hohes Lauftempo erreichen. Ich lief ungern in einer Gruppe mit, denn ich bin kein Herdentier. Entweder gingen alle zu langsam und es war mir zu laut, weil alle schnatterten, oder es waren einige dabei die besser zu Fuß waren als ich und ich musste mein eigenes Tempo unangenehm erhöhen. Und dabei erhöhte sich auch mein Puls, was mir auch nicht recht war. Eine gute Stunde war ich immer unterwegs und ich fühlte mich gut dabei. Und wenn ich noch Puste übrig hatte, fuhr ich noch eine gute Runde auf dem Ergo-Meter.

Allerdings blieb dann nichts für das Treppenhaus übrig. Ich nannte das großschnäuzig Triathlon: also Walking, Radfahren und Aufzugbenutzen. Danach brauchte ich meist eine dreiviertel Stunde zum Auskühlen.

Sorry, man sagt ja jetzt Chill Out

Ich hoffe, dass ich hier, wenn ich in einigen Wochen wieder zu Hause bin, alle möglichen Gelegenheiten nutze, um mehr als vorher auf mich zu achten.

Ich bekam auch Therapien für die Feinmotorik. Zuerst, so habe ich erfahren, müssen die durch zu langes Nichtstun zusammen geklebten Muskelfasern wieder auseinander gesprengt werden. Das machte Herr Schreiner, sympathisch, weil er ständig ein »NO MA'AM T-Shirt« an hatte. Wer Al Bundy kennt, weiß schon, was es bedeutet. Bei diesem Faserreißen gräbt der Therapeut seine Finger in die Muskelgruppen des Unterarms. Hier werden ja die einzelnen Finger angesteuert. Und wenn er die richtigen Stränge erwischt hatte, und natürlich ordentlich knetete, bewegten sich vorne die Finger wie durch eine Fernbedienung.

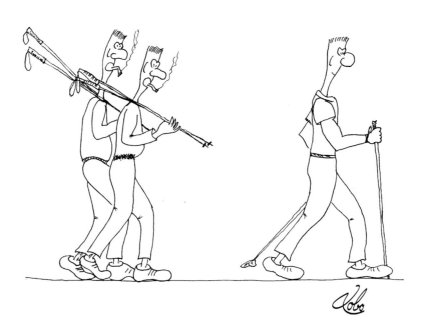

Hier ist die Ganze Landschaft eben, und der nimmt seine Stöcke
zum laufen, manche machen sich auch alles im Leben schwer

Da fiel mir ein, ich sollte doch darauf achten, dass ich mir keine blauen Flecken zuziehe. Und diese angewendete Methode schien mir sehr geeignet dazu welche zu machen. Ich äußerte meine Bedenken und er erschrak: „Das hätten Sie mir auch früher sagen müssen" sagte er mit einem Schlucken. „Ich dachte eigentlich dass alle Schlaganfallpatienten Blutverdünner nehmen und das gleiche Problem haben", warf ich ein. Aber ich bekam zum Glück keine blauen Flecken. Der Arm drückte zwar ein wenig, doch es fühlte sich eher wie Muskelkater an. Bei der zweiten Therapie meinte er, dass sich die verklebten Fasern schon verringert haben und es sollte jetzt besser werden. Ich wartete mal gespannt ab. Abends spürte ich noch nichts. Auch nicht beim Lesen, als ich die Seiten umblätterte. Der Effekt ließ vielleicht noch länger auf sich warten?

Was für den begeisterten Ringer das Schlamm-Catchen ist, ist für den Reha-Patienten das Fango. Für mich wie immer nicht. Aber es gibt ja zwei Arten Fango-Benutzens.

Die erste Methode ist die, dass man eine etwa 40 x 50 cm große und gut aufgeheizte Schlammplatte auf den Rücken gepackt bekommt und muss diese eine halbe Stunde lang auf dem Rückrat balancieren. Zumindest bietet diese Methode die Möglichkeit, auch wenn der Fußboden darunter leiden sollte, sich die ganze Ladung vor lauter Übermut mit einer geschickten Umdrehung vom Rücken zu werfen.

Die zweite ist das Einpacken. Man wird quasi mit einer überdimensionierten Plastiktüte zusammen mit dem heißen Brei eingewickelt. Das Befreien ist dann wahrscheinlich nur mit einer eigenen Aufopferung möglich, indem man sich vorsichtig vom Massagetisch rollen lässt. Ich nehme an, dass hierbei die Decke und Wände mit einbezogen werden.

Keine der beiden Alternativen gefällt mir. Die Hitze vertrage ich nicht und fühle mich dabei wie ein Kalbsbraten im Ofen. Der Fango-Ersatz ist das Rotlicht und nicht weniger Warm. Es wird mit Strom betrieben und ist mir von Berufswegen deshalb sympathischer. Allerdings nicht so, dass ich es haben will. Probiert habe ich es, ist ja klar. Eine der Wärmestrahler-Bedienungen, Rotlicht-Damen würde eindeutig zu zweideutig klingen, hatte wegen einer intensiven Unterhaltung mit einer Kollegin das Rotlicht nicht auf 20 sondern auf 30 Minuten gestellt. Und der Abstand zu meinem Rücken war ziemlich gering. Zudem hingen einige der Lampen direkt über meinem Kopf. Nach etwa 15 Minuten roch ich den Geruch meines Grillfleisches. Und nach 25 Minuten dachte ich daran, dass ich nachher statt des Massageöls bestimmt Currysoße auf den Rücken bekommen würde. Mahlzeit. Die hatten mich schlicht vergessen. So stand ich mit einem dicken und fast garen Kopf auf und verschwand schleunigst vom Barbecue.

Ich möchte nicht den Eindruck erwecken, dass ich gegen alles bin was mir die Reha so an Maßnahmen auferlegt, ok, ich bin ein wirklich kritischer Mensch, aber hohe Temperaturen, Drücke und Wassermassen, die auf dem Körper lasten, ließen bei mir dieses Vorkrampfgefühl aufleben. Und das ist wirklich nicht so prickelnd. Ich bitte um Verständnis.

Aber auch die sanfte Massage, die danach auf mich wirkte, wollte meine Gesundheit nicht wirklich verbessern. Die deutlichste Nachwirkung der Massage, ist der Geruch den das Massageöl auf meiner Haut penetrant hinterlässt. Man kann sich den Stinkekram mit der Duftrichtung »Chlochard de la Rue« mit dem klinikeigenen Handtuch abwischen und muss natürlich duschen. Dann rollt man das Handtuch, immer noch das klinikeigene, zusammen und legt es in den Schrank zurück. Dann rochen die Hände nach diesem Zeug und man musste noch mal mit Wasser dran. Man lernt, sich nach einigen Wochen besser zu organisieren.

In einer Therapiestunde der Wirbelsäulen-Gymnastik machte Herr Mattoczek eine oder zwei Vorturnereien um den anderen zu vermitteln wo Schmerzen herkommen können, nämlich von den falschen Bewegungen, die übrigens gerade geübt wurden. Zwei hatte er bereits gezeigt. Er fragte ganz belanglos, ob hier jemand der Patienten zufällig Yoga macht. „Ja", meldete sich eine Dame, die erst vor kurzem am Kopf operiert wurde. Und sie durfte gleich auf mehrfachen Wunsch eines einzelnen Herrn einige Testdurchläufe in Punkto vehemente Verknotungen vorzeigen. Und was sie zeigte, sah erschütternd aus. Auf dem Boden sitzend das linke Knie anwinkeln und dabei die Ferse in den Schritt. Das rechte Bein mit dem Fuß aufrecht über das linke Knie stellen. Die Wirbelsäule samt Oberkörper im Uhrzeigersinn nach hinten drehen, und zwar so, dass man anständig nach hinten schauen konnte, um hier seinen Richtung Ausgang ausgestreckten Arm zu sehen. Wenn man hier ein Gummigefühl in der Lende spürte, war es richtig. Oder man legt sich auf den Bauch und befestigt virtuell das Becken auf dem Boden und stellt senkrecht, auf die Hände gestützt, den Oberkörper nach oben. Zu meiner Verwunderung machten ich und noch zwei weitere Patienten diese Übungen ohne größere Probleme nach. Der Rest der Meute ging in Stöhnen auf. Es tat selbst bei der wildesten Verrenkung nicht im Geringsten weh. Nein, es tat sogar gut. Ob so etwas auch für mich das Richtige wäre? Aber ich hätte vielleicht nicht das Durchhaltevermögen, zumindest auf längere Sicht.

Abwechselnd wurden diese Stunden auch von Frau Echter abgehalten. In keiner Stunde wurden Übungen doppelt gemacht. Sie war geschickt in Punkto Ideenreichtum der Übungen. Für sie waren sogar klinikgrüne Fensterrahmen der Turnhalle fähig, sich am Exerzieren zu beteiligen. Wir, also die therapeutisch gequälte Turnerschaft, lagen mit dem Bauchnabel waagerecht und frei hängend auf den »Pezzi-Bällen« in einer Fliegerstellung und wechselten die Hände zum Festhalten von links nach rechts. Die freie Hand war dann jeweils mit Schattenspielen beschäftigt. Wir zogen an Gummibändern, um unseren Rücken zu stählen. Und manches Band überlebte die Therapiestunde nicht. Ich wirkte aber dieses Mal nicht wesentlich an der Reduzierung der Gummibandbestandsmenge mit. Selbst die letzten »Hula-Hoop-Reifen« auf dieser Welt wirkten mit. Ich wäre froh gewesen, wenn ich mir einige dieser Übungen hätte merken können. Man denkt während den Übungen, dies oder jenes könnte ich zu Haus toll nachmachen. Zu Hause angekommen weißt Du nichts mehr davon.

Neu auf dem Terminplan war die Gedächtnisgruppe bei Frau Roller. Hier wurden Tipps vermittelt, wie man sich, na wie gleich noch mal, jetzt hab' ich's vergessen, gleich, ja wie man sich besser Dinge des Alltags merken kann.

Bei dem Psychologen Herr Knopf hatte ich ja schon gezeigt, dass ich mir einiges nicht gut merken konnte. Er las mir fünfzehn Worte vor und ich musste sie eine halbe Stunde später, so gut ich konnte wiederholen. Ich bekam nur maximal elf aus meinem Hirn. Es ärgerte mich. Herr Knopf sagte aber, dass das schon überdurchschnittlich gut war. In der Regel merkt sich der durchschnittliche rehabilitierungswürdige Mensch nur fünf bis sieben Worte. Und die anderen Patienten auch. Gut, dann ärgerte ich mich eben nicht und war furchtbar stolz auf mich.

Bei der Gedächtnisgruppe sollte ich mich aber steigern können. Ich lernte mit anderen zusammen, wie man aus vielen zusammenhaltslosen Worten eine Geschichte dreschen konnte, weil man sich Geschichten eben besser merkt, als eben diese einzelnen Worte. Ich habe ja einen Draht zur Phantasie, im Übrigen bin ich verheiratet, und somit schon seit Jahren in einiger Übung mit zusammenhangslosen Geschichten, also überraschte ich die Pädagogin immer wieder mit meinen Gedankengängen. Mag sein, dass sie das irgendwann nervte. Aber so konnte ich mir alles blitzschnell merken. Egal, ob es Wort-, Farben- oder Bildaufgaben waren. Mir war es ehrlich gesagt manchmal richtig peinlich, wie mir fast alles vor den anderen einfiel.

Allerdings, bei der Menge an chemischen Einheiten, die ich mir notgedrungen einwarf, wunderte mich das wirklich nicht.

Und doch hatte ich schnell meinen Erschöpfungszustand erreicht und baute dann vollkommen ab, glücklicherweise erst nach einer solchen Therapie. Das hat sich bisher auch nicht geändert. Zwei Stunden waren und sind bisher das Maximum meiner Konzentration. Dann hatte ich meist Kopfschmerzen, war vollkommen ausgelaugt und kraftlos, und musste mich hinlegen.

„Aber Schatz, das ist doch völlig normal in Deinem Zustand" sagte meine Frau immer, wenn ich ihr davon erzählte. Mit den Worten »Normal« und »Kopfschmerzen« hatte ich aber irgendwie so meine Probleme.

Bei einigen Tipps dieser Gedächtnisgruppe merkte ich schon, dass ich mir bisher auch solche Merkansätze erstellt hatte, bei weitem nicht so ausgefeilt oder bewusst, aber ich konnte später doch einiges versuchen. Und obwohl ich mir jede Menge Worte, die scheinbar keine Verbindung zueinander hatten, merken konnte, so fiel es mir schwer, Zusammenhänge von komplexen Sachen, wie Beschreibungen oder Anweisungen von Aufgabenstellungen, zu verstehen. Ich konnte aber solche Vorgänge, die ich mal in meinem früheren Leben gelernt hatte, wiedergeben und anderen relativ gut, aber nicht ausdauernd erklären. Selbst mit banalen Reihenfolgen, wie der Lackiervorgang des Korbes, den ich später baute, zum Beispiel erst den Rand, dann die Seiten und danach den Boden, oder so ähnlich, konnte ich mir nur schwer und meist unvollständig merken. Und ich beobachtete mich dabei, eine neue und abgeänderte Abfolge zu machen, so wie ich mir das am günstigsten dachte, und nicht wie der Therapeut das wollte. Es hatte mit Sicherheit einen tieferen Sinn, auch wenn meine Arbeit nicht gerade falsch war, aber sein Vorschlag, der nur aus wenigen Kettengliedern bestand, konnte ich mir nicht merken. Wenn das schon so anfängt, dachte ich mir, wie soll es dann später bei der Arbeit ablaufen, wenn ich sie wieder aufnahm?

Ach ja, Herr Knopf, mein – Entschuldigung – Seelenklempner, wurde mir nach einem Blutabnahmezusammenbruch verschrieben. Ich hatte keine Hemmungen, das anzunehmen. Ich kannte ihn ja nicht persönlich und so konnte mir auch nichts peinlich sein. Ich hatte ja von ihm diese Energiepunkt-Geschichte gelernt, die ich nachher noch genauer erklären werde. Ich dachte ja insgeheim an den Film Kill Bill mit dem »Fünf-Finger-Kompressions-Schlag«. Anfangs wusste ich nicht so recht, was ich ihm erzählen sollte, aber je öfter ich zu ihm ging, umso mehr fielen mir meine

Ungereimtheiten auf, die ich in mir trug. Doch ich merkte, dass es mir zumindest half, darüber zu reden und ihm meine eigenen Analysen mitzuteilen. Zum größten Teil waren meine eigenen Betrachtungen im Ansatz richtig, aber die Beseitigung lag bei mir noch im Dunkeln. Geheimnisvoll antwortete er immer mit: „Aha", so dass ich mir immer die größten seelischen Mängel einbildete. Dieses »Aha« machte mich stutzig.

Jeder Psychologe hat im Fernsehen eine niedrige schwarze Ledercouch, ich wollte nur kurz richtig stellen, dass das ein Klischee ist. Ich hatte bei den Sitzungen nur einen einfachen, mit grünem Stoff bezogenen Holzstuhl unter mir. Es war von dieser Seite betrachtet enttäuschend.

Eine Lösung für meine Probleme war chemischer Natur. Dieses Mal eine rosa Brille in Tablettenform. Sanfteste Wirkung mit 37,5 mg Wirkstoff. Ich wollte es nicht stärker. Vorerst. Doch damit konnte ich meine ständigen Herzklopfen, die von einer unbestimmten Furcht kamen, wenigstens ein bisschen unterdrücken. Eine meiner größten Ängste, die ich erkannte, war ein Wochenende zu Hause. Ich war nur tagsüber, wie ein Freigänger zu Hause, so von neun bis fünf. Und irgendwie schwebte gedanklich ein Damoklesschwert über mir, und ich hatte die ganze Zeit den Eindruck, dass mit mir etwas passieren könnte. Das Rosshaar könnte reißen. Vollkommen unbestimmt, ein Anfall, ein Zusammenbruch oder sonstiges. Doch mit den rosa Pillen ging es anfangs bis zu 6 Stunden und später bis zu 8 Stunden glatt. Wenn keine Aufregung dazwischen kam, was die Wirkung des Präparats nahezu aufheben konnte.

Ich bin früher nie ein Freund von Tabletten gewesen und auch heute hat sich das nicht arg geändert. Doch andererseits sucht man für sich selbst Ausreden, wenn sich die eigene Psyche auch mit einem geringen Aufwand, also der Tabletteneinnahme, beruhigen lässt. Bis ich das Trauma des Blutabnehmens bis zu diesem jetzigen Stadium herabgesetzt hatte, war es ja ein langer und angstvoller Weg. Überwunden ist es nicht, aber ich kann vorsichtig gesagt, damit leben. Dann werde ich wohl diese weitere psychologische

Lücke in mir auch auffüllen können. Ich habe mir fast abgewöhnt nach dem »Wann« zu fragen. Das »Ob« ist wichtiger geworden.

Ein Teil der Feinmotorik ist das Schreiben. Und meine Schrift ist zwar schon im Krankenhaus zu mir zurück gekommen, aber doch sehr verändert. Wenn ich meine Schrift, vor sagen wir einem Jahr, nur mit der von vor einem halben Jahr oder gar mit der jetzigen vergleiche, sehe ich eine lineare Veränderung. Natürlich ins Negative. Sie wirkte immer unsauberer, gehetzter und unruhiger. Jetzt soll ich langsamer schreiben, dabei wirkt die Schrift erst recht zitterig, also voller Ataxien. Ich legte doch immer so viel Wert auf eine eigene saubere Handschrift. Die Zeit, der Stress, all das hetzte mich so, dass ich mir selbst keine Zeit für solche Kleinigkeiten gab. Und langsam ging diese Art in meine Gewohnheit ein, dass ich selbst große Schwierigkeiten sehe, mir beim Schreiben die benötigte Zeit zu gönnen. Vielleicht bin ich unter dem ganzen Zeit- und Mengendruck der Arbeit selbst zu meinem eigenen und größten Druckmittel geworden ohne es zu merken. Vielleicht hetzte ich mich selbst und schob es auf andere und glaubte, alles außer ich selbst hätte Schuld an meinem Zeitmaß. Und vielleicht sind meine Gedanken auch jetzt nur so klar weil ich jetzt die Zeit fast im Überfluss habe und einfach nur ruhig atmen kann.

Worum ging es eigentlich jetzt? Ich bin ein wenig aus der Bahn geraten. Ach ja, es sollte um das korrekte Schreiben gehen. Vor der ersten Therapiestunde machte ich mir, wie vor jedem Unbekannten, Vorstellungen von dem, was da kommt. Ich dachte an das heute ausgestorbene Fach der Schönschrift. Zuerst musste ich auf ein noch leeres Blatt den vollständigen Namen und das Datum notieren und einen Probesatz zum späteren Vergleich. „Die Wellen schlagen hoch" lautete er. Diesen musste ich noch recht oft schreiben, ohne dass ich merken konnte, ob sich meine Schrift in irgendeiner Weise verbesserte. Doch momentan ist jeder Satz und jedes Wort, und sei es noch so oft geschrieben, immer ganz anders. Jedes Ich in mir schrieb eben anders, mal Dr. Jekyll und mal Mr. Hyde. Der erste verbale Schlag mit dem virtuellen Holzlineal auf die Fingerkuppen hieß: „Bitte nicht so schnell schreiben" und der zweite: „Das sieht ja schlimm aus". Frau Kleinmeister war streng und doch wusste ich selbst wo meine Fehler lagen. Ich drückte zu fest auf, ich war zu schnell, mit meinen Gedanken war ich schon beim nächsten Satz und bekam deswegen Schreibverbot. „Wir wollen von der Basis arbeiten". Diese gemeinte Basis hieß im Klartext, erst vom Schreiben entwöhnen.

Ich erzählte ihr ja, dass ich sehr viel schreibe, und es passte ihr nicht. Ich hätte es auch verheimlichen können, darin bin ich echt gut. Aber stattdessen, ehrlich wie ich bin, gab ich es zu. Zur Strafe bekam ich Einzeltherapie. Sie stellte nun eine ausgeprägte Tiefenwahrnehmungsstörung fest. Ich wusste, es stimmt was nicht mit mir. Letztendlich ist das nur eine Störung, dass man mit geschlossenen Augen nicht weiß wo gerade seine eigenen Fingerkuppen herumliegen und was sie gerade machen. Meine Frau hat mir das schon immer vorgeworfen. Den Synchrontest fand ich zum Schmunzeln, also nur vom Bewegungsablauf. Frau Kleinmeister bewegte meinen rechten Arm, die rechte Hand und deren Finger scheinbar planlos währenddessen ich nur mit geschlossenen Augen auf der Therapieliege saß. Ach ja, den linken Arm, die linke Hand und deren Finger musste ich vollkommen synchron zur Rechten wie eine ferngesteuerte Marionette mitbewegen. Mit Adleraugen achtete sie auf die kleinste Abweichung. Dann musste ich fünf kleine Holzklötzchen in ihrer Größe unterscheiden. Die Unterscheidung des Kleinsten und des Größten war einfach. Das erkannte selbst ich. Doch den Zweitgrößten hielt ich für den Mittleren, den Mittleren für den der unwesentlich größer als der Kleinste war und so weiter. Dann durfte ich hölzerne Halbkugeln an ihrer Größe der Ausbuchtung sortieren, das gelang mir. Also lag nur ein Fehler in der Kalibrierung der Finger vor.

In der Mechanik ging das bedeutend einfacher. Hier wird in der Bewegungslänge eine Nachmessung vorgenommen und der so genannte Nullpunkt eingestellt, der Rest ergibt sich aus der Logik der gewünschten Einteilung heraus.

Meine Finger kannten keine Logik, also momentan noch nicht. Meine Einzeltherapeutin klebte unter meine unkalibrierten Extremitäten kleine Streifen aus Kreppklebeband und markierte hierauf die jeweiligen Stellen, an denen sie endeten. Ich musste, und das fiel mir besonders schwer, nun die Finger einzeln zurückziehen, nicht aus der Hand heraus, sondern nur über die Kraft der Finger. Die linke Hand unterstützte diese merkwürdige Bewegung mit einem hilflosen dagegen steuern. Wieder wurden die Endanschläge angezeichnet. Die Zwischenräume wurden von ihr gemeiner weise nicht linear sondern willkürlich in vier Strecken und fünf Positionen unterteilt. Für den kleinen Finger nur in drei Strecken und damit vier Positionen. Die Positionen bekamen Zahlen und die Hand durfte nicht bewegt werden. So auf der Tischplatte fixiert musste ich auf ihren Befehl alle Positionen nach einem Kalibrierungslauf mit den Fingerkuppen durchlaufen. Oft war ich an der jeweiligen Markierung zu weit oder auch zu nah dran. Oder beides. Sie half mir dann mit einem kurzen „Nein" an die gemeinte Position. Ich konnte dann selbst auswählen, wo ich mit der Kuppe stand. War ich jetzt zu weit, oder stoppte ich zu früh? Ich wusste nur dass ich falsch war. Meine Fingerkuppen bekamen mit der Zeit die Fähigkeit eines Barcodelesers. Es wurde wirklich bei jedem Mal etwas besser.

Bis eine Putzteufelin die Kreppkleber entfernte. Nach der dritten Stunde war die Tischplatte gereinigt und wir mussten in einem anderen Raum Erbsenzählen gehen.

In einer großen Salatschüssel die bis zum Rand mit Erbsen gefüllt war, wurden kleine Holzgegenstände vergraben. Ich musste erst die Dinger wie an einem Wühltisch finden, ausgraben und identifizieren. Stumpfe Pyramide, Fingerhut mit Rock, Kegel in Würfelform. Und das alles mit geschlossenen Augen. Das Hinschauen hätte die ganze Sache etwas einfacher gemacht. Doch es hatte ja einen Grund.

Einer interessierten Kollegin verriet Frau Kleinmeister, dass, wenn es um solche Wahrnehmungsstörungen geht, dann ist sie selbst ein richtiger »Perfetti-Junkie«. Ich malte mir indessen aus wie »Perfetti-Entzug« aussieht.

Die angesprochene Perfetti-Methode ist, wie der Name schon vermuten lässt eine kognitiv-therapeutische Übungsbehandlung die nach seinem Urheber Professor Doktor Carlo Perfetti benannt ist. Das wussten Sie bestimmt schon, oder? Dieser italienische Rehabilitationsarzt erkannte in den siebziger Jahren, dass Bewegung nicht mit der Muskelkontraktion, sondern mit der Bewegungsplanung im Gehirn eingeleitet wird. Oder einfacher erklärt, der Kopf muss wissen, wo die Finger gerade sind und wie weit es noch bis zum nächsten vorgegebenen Ziel ist.

Um die Hand besser auf Null zusetzen, ist es am besten, sie stillzulegen. Natürlich nur von der Bewegung. Also nur kurzfristig versteifen. Skeptisch ließ ich mir eine Mischung aus Klarsichthülle und Schlauchboot überziehen. Frau Kleinmeister pustete das Ding auf. Es spannte auf meiner Hand und machte sie unfähig für jede Bewegung. Mein »Achilles-Handgelenk« fühlte sich bestätigt und meldete sich zu Wort. Eine dreiviertel Stunde später wurde ich endlich befreit. Mein Handgelenk fühlte sich noch unter Druck. Wie von einem unsichtbaren Phantom umfasst. Noch bis spät in die Nacht fühlte ich mich wieder dem Vorgefühl des Krampfes verfallen. Das wollte ich doch nicht mehr spüren. Und jetzt war es künstlich herbei geführt, also ließ es sich in der Zukunft vermeiden.

Die eine Woche Schreibverbot hielt ich brav durch, obwohl es mir schwer fiel. Wie sollte ich diese Zeilen schreiben? Da musste eine Lösung her. Meine Frau brachte mir Methusalem, das war schon eine Notlösung. »Methusalem« ist der Spitzname für mein erstes Laptop und das ist immerhin schon vierzehn Jahre alt. Das ist sehr bedeutend für so ein Gerät. Allerdings klemmte schon die betagte Tastatur, insbesondere die Leer- und Shift-Taste versagten immer, was zu seltsamen und »ganzlangenwORTKETTEN« führte. Mangels Rechtschreiberkennung zeigte das alte Programm auch keinen Fehler an und es dauerte ewig etwas zuschreiben. Vor dem Schlaganfall brauchte ich allerdings so eine Rechtschreibprüfung in ganz seltenen Fällen, denn ich fühlte mich immer recht sicher beim Schreiben. Allerdings fiel mir jetzt eine ungewöhnlich hohe Fehlermenge auf, die ich eigentlich nicht an mir kannte. Also musste bald ein etwas neueres Gerät her, das meinen Schreibdrang aushielt.

Nach einer Woche war meine Schrift nicht besser geworden. Wahrscheinlich mangels Übung. Frau Kleinmeister würde jetzt bestimmt sagen: „Das kommt davon weil die nicht versteift wird".

Als sie jedoch eine Woche auf einem Lehrgang war, wurde sie von Frau Netzer vertreten. Jetzt wurde ich vertretungsweise mit einem modifizierten Schwingschleifer und einer echten Elektrozahnbürste aus einem Billig-Discounter traktiert. Nur zur besseren Durchblutung. Aber es fühlte sich an wie Fahrradfahren auf einem Schotterweg. Meine Finger sind trotzdem ziemlich oft taub.

Mit den chinesischen Kugeln, die als Weiteres auf dem Plan standen und eine eingebaute Glocke hatten, konnte man allerhand geschickte Sachen machen. Innerhalb einer Handfläche konnte man die zwei Kugeln fast ineinander rotieren lassen. Mit dem kleinen Finger und dem Ringfinger kann man diese Kugeln vollkommen ungewohnt greifen, dem Zeigefinger und Daumen in freier Luft übergeben, währenddessen die zweite auf der Handfläche zur anderen Seite rollt. Dann durfte man sich bücken, um die herunter gefallenen Kugeln wieder nach oben zu heben. Somit wurde dieses Manöver auch zur Rückenübung erweitert. Frau Netzer war beim Hantieren der Kugeln deutlich im Vorteil, sie hatte etwas längere Finger und sie hatte mit Sicherheit heimlich geübt. Ich nicht. Deshalb sah es bei mir sehr unbegnadet aus.

Begnadet dagegen war die Entspannung mit dem 336sten Teil einer Woche. Das heißt, eine halbe Stunde pro Woche gab es das Autogene Training. Nach einigen Wochen wurde die Dosierung bereits verdoppelt. Die ersten ein bis zwei Mal soll es angeblich nicht wirken, weil man diese Art der Entspannung erst erlernen muss. Und es stimmte, es wirkte tatsächlich nicht. Die Gewöhnung mit anderen auf einem Turnhallenboden zu liegen, so Matte an Matte, braucht für jeden eine eigene Technik. Meine Kritikliste war wieder Mal groß. Ich bat meine Mattennachbarn um etwas mehr Abstand, nicht dass sie schlecht rochen, aber mit dem lauten und fast fühlbaren Atmen naher Menschen hatte ich nicht erst seit dem Krankenhaus so meine Erfahrungen. Der Abstand war geschaffen, aber obwohl keiner wirklich schlief, mussten doch Einige, vielleicht aus Gewohnheit schnarchend ein- und ausatmen. Da kam die Entspannung erst, als die Musik das Störende überdeckte. Die Musik war meist Harfenmusik oder eine tausendstimmige elektronische Orgel untermalt mit einem Hintergrundgeräusch, wie zum Beispiel das Wachsen des Grases auf einer Sommerwiese im Wind, mit dem Surren der stechenden Insekten auf der Suche nach neuen Opfern. Oder auch das Rauschen der Brandung am Meer. Diese Reise, die man virtuell unternahm, konnte, wenn man sich fallen ließ, eine sehr tiefe Entspannung bringen. Wenn man sich erst mal an das Schnarchen seiner unmittelbaren Nachbarn gewöhnte. Es gab natürlich auch verkabelte Patienten, die für 24 Stunden an ein Aufzeichnungsgerät verbunden waren. Etwa alle fünfzehn Minuten begann das kurze Festhalten des Wertes mit einem kurzen Piepton. Dann wurde das Kissen der Armmanschette mit einer brummenden Membranpumpe aufgepustet. Einige Sekunden später entwich die Luft mit einem ausatmenden Geräusch. Selten hatte man Glück, dass keiner dieser Tonträger in der Trainingsrunde war. Doch leider waren gleich zwei oder gar drei der Angeschlossenen auf dem Mattenboden. Im abwechselnden Intervall hörte man dann bei der phantasievollen Reise das Piepen, Brummen und Ausatmen. Ein entspannendes Alltagsgeräusch der technischen Welt, in der wir leben.

Die breite Masse und ich wurden durch »den Mann ohne schwarze Couch« durch die Entspannung geleitet. Er gab stimmlich den jeweiligen Startschuss, wann man sich was vorzustellen hat. Vorgestellte Wärme oder Schwere in den Armen und Beinen. Beim dritten Termin hatte ich von meiner Stimmung ein bisschen Probleme mit der Entspannung innerhalb der ersten Hälfte, die immer ohne Musik begann. Ich wusste ja, dass gleich die Musik einsetzte und ich hier etwas gelöster wurde. Die Musik setzte ein, und ich zuckte zusammen. Angst überkam mich, kalter Schweiß stand auf meiner Stirn und meine Atmung stockte, mein Puls raste und ich wusste nicht, ob ich mich noch länger unter Kontrolle halten konnte. Ich überlegte krampfhaft, ob ich, um die Anderen nicht zu stören, die Halle verlassen sollte. Ich geriet fast in Panik. Ich versuchte mich zu beruhigen und sprach langsam auf mein Inneres ein. Es dauerte einige Minuten, bis ich mich beherrschen konnte und viele weitere Minuten bis ich meinen Puls Schlag um Schlag senken konnte. Ich sank plötzlich immer tiefer in die Entspannung hinein. Spürte die Wärme und Schwere in meinen Armen und Beinen und meine Gedanken hörten auf zu kreisen. Ich hörte nur noch auf die Musik und plötzlich hörte ich den Befehl: „So, dann kommen wir langsam wieder zu uns". Die Entspannung war vorbei und Herr Knopf, unser Psychiater, war, als ich die Augen wieder öffnete, schon dabei, die Patientenlaufzettel abzustempeln.

Man muss allerdings, um Entspannung zu bekommen, auch Verständnis für diese Sache mitbringen. Man muss sich leiten lassen und mitschwimmen. Auch ein wenig Phantasie gehört dazu, um sich bei den Harfenklängen wegtragen zu lassen. Ich erinnere mich an eine Stunde, als mehrere ältere Herren anwesend waren. Jeder versuchte in die Entspannungsphase zu kommen, als plötzlich Tonstücke an mich flogen: „Mensch mir tut's Kreuz weh", „Mir auch", „Das bringt eh nichts hier", „Da kannst Du Dich auch ins Bett legen", „Stimmt, da ist es auch bequemer" und so weiter. Manchmal fand ich es schade, dass ich ruhiger geworden bin und unbewaffnet war. Zum Schluss der autogenen halben Stunde fragte Herr Knopf immer, wie jeder Einzelne die Wärme und Schwere empfand, aber selbst hier schwätzten die Alten ohne sich durch den Psychiater gestört zu fühlen. Herr, lass Hirn von Himmel regnen.

Die Musik, die das Autogene Training begleitete war, wie ich vor einigen Zeilen beschrieb, oft von Harfen untermalt. Die Steigerung der Langsamkeit dieses Geräuschs war erst dann richtig, wenn der

Harfenspieler etwas zu sich genommen hatte, was in einem flachen Land im Norden, in dem auch Tomaten und Tulpen angebaut werden, legal verkauft wird. Jetzt in dieser Stunde, war die Langsamkeit und Beruhigung kaum zu überbieten. Alle gefühlte zwei Minuten kam ein Ton und durfte einsam ausklingen. Und man konnte sich einen fast wirklichen Schwebezustand vorstellen, wie sonst nie. Die Hintergrundbemalung dieses Klimperns war ein rauschendes Etwas. Ein bisschen Wind und Du hättest gedanklich die Segeln setzen können. Nach der Abschlussbefragung durch den Psychiater sagte doch ein älterer Herr, dass ihm die Musik, die heute vorgespielt wurde, für seinen Geschmack zu aggressiv war. Das meinte er mit voller Überzeugung. Ich wusste nicht, wie ich darauf reagieren sollte. Eigentlich wollte ich laut loslachen, doch blieb ich ruhig und sah mir seine Gesichtszüge an. Sie waren das Gardemaß der Vernunft, nicht von Leid zerrissen oder mit Charakterfalten. Die Bodenständigkeit wohnte zwischen seinen Ohren. Wie konnte dieser Mensch in seinem Leben Spaß und Freude erleben? Er wird es wohl auf seine Weise haben, doch wie mag dessen Fröhlichkeit für lebensfrohe Menschen aussehen?

Ich versuche mittlerweile ständig in Eigenregie die gleiche Entspannung zu erreichen, bisher gelang es mir nicht. Aber ich bin auf dem Weg. Und vorher suche ich seitdem mein Zimmer nach älteren Herren in Trainingsbekleidung ab.

Die Beweglichkeit meiner Finger war auch nach sechs Wochen in der Reha nicht zufriedenstellend. Ich bewegte sie zwar so oft es ging, aber zielgerechtes Arbeiten hilft wohl eher über die Taubheit weg. So vermuteten es zumindest die Therapeuten. Gutes therapeutisches Werken war zum Beispiel das Korbflechten. Das konnte ich noch nicht, obwohl ich schon sehr viel mit Holz gebaut hatte. Fräsen, Leimen und Sägen war alles kein Problem für mich, zumindest in meinem früheren Zustand. Doch das Verbiegen und Fädeln mit Holz war interessant für mich. Ich entschied mich erst mal für ein kleines Brotkörbchen. Erstens vermittelte es mir den Eindruck, dass es weniger Arbeit macht, und für den Fall, dass es nichts wird, kann man es ohne großes Aufsehen verschwinden lassen. Die Werktherapeuten allerdings, Herr Breit und Herr Böttcher, boten einem kaum eine Möglichkeit, dass es nichts wird. Und so hatte ich rechtzeitig ein Muttertagsgeschenk für meine Mutter fertig. Die Bücher wurden voll mit Aufträgen und so kam es, dass meine Frau mir den Vorschlag machte, noch eine, also die dritte Reha-Verlängerung zu beantragen. Schließlich musste ich ihre Wünsche erfüllen, weil uns zu Hause noch ein Brotkorb fehlte.

Zuerst wurde die spätere Form ausgesucht, weil ich auf die Schnelle nicht wusste, ob ich rund oder viereckig nehmen sollte, entschied ich mich für die Mitte. Die Mitte hieß oval. Ringsherum, also um die Bodenplatte, sind Bohrungen platziert, um die so genannten Staken aufzunehmen. Der Therapeut erklärte schon rein psychomotorisch, beinahe wie mit Elektroantrieb, das Einfädeln der tropfenden Hölzer: „Vor zwei, hinter eins, vor zwei hinter ...." die Fasern ohne hinzusehen ineinander. In der Höhenmitte des späteren Korbes wird das dünne Holz des chinesischen Drachenblutbaumes herumgeflochten. Sorry, Ihr Therapeuten, ich habe mich erkundigt. Von wegen Drachenblut, das ist einfach nur Rattan von der asiatischen Rotangpalme. Das musste ich jetzt auch mal loswerden. Und die so genannten Staken bilden die Start- und Endflechten, die ich allerdings erst mal den Werktherapeut machen ließ. Ich schaute zwar gewissenhaft zu, konnte mir aber die Vorgehensweise nicht richtig behalten. Und das ist offiziell, damit ich zu Hause nicht so viele Körbe basteln muss. Wie ich es richtig gemacht hätte, also der beauftragten Massenproduktion entgegen zu wirken, verriet mir der Werktherapeut Herr Breit erst jetzt: „Sie hätten es nicht zeigen dürfen, in den hintersten Winkel Ihres Schrankes gelegt und, wichtig, saubere Wäsche drauflegen, dann ist es vor neugierigen weiblichen Blicken geschützt. Instinktiv schauen die Frauen nur nach der Schmutzwäsche". Meine Frau ging allerdings zum Muttertag, bis auf einen Kuss, leer aus. Ich hatte zu wenige Werkanwendungen und wusste erst zwei Tage davor, was ich machen könnte. Noch ein Brötchenkorb war mir zu banal und die Zeit zu kurz. Aber ein

Seidentuch, das konnte ich bemalen. Also ersann ich mir erstmal ein einfaches Motiv, meine Frau und ich sammeln Schildkröten, also zeichnete ich so einen Dosenfrosch drauf. Und nach dem Ausmalen der Konturen, Trocknen und Bügeln war rechtzeitig zum Vatertag auch ihr Geschenk fertig. Ihr gefiel es zwar, aber sie wollte das Tuch nicht anziehen, denn sie fand es zu schade zum verknittern. Obwohl ich es gebügelt hatte.

Die eben genannten und so genannten Werk-Therapeuten hatten schon über ein Dutzend Winter in diesem Kellerraum verbracht. Und genau so wie das auch bei vielen Fabrikarbeitern üblich ist, gewöhnten sich diese Beiden die üblichen Marotten an. Frühstück von Punkt Acht bis Punkt 25 Minuten nach Acht. Schlucken beim Ton der Werkssirene. „Vor zwei, hinter eins, vor zwei hinter eins". Und Punkt Acht heißt Punkt Acht. „Vor zwei, hinter eins, vor zwei hinter eins". Kam man kurz vor dieser Zeit, wurde man mit den Worten: „Sie wissen ja, dass ich gleich Frühstück habe, und Sie wissen was Sie zu tun haben" begrüßt. Man wusste das und verzog sich an seinen halbfertigen Korb. Kam man aber innerhalb dieser Zeit und grüßte den leeren Werkraum, so vernahm man nur ein schlechtgelauntes „Hm", das aus dem Hintergrund der Blechschränke kam. Die Blechschränke, des Fabrikers vier Wände. Dann verbringt man die Zeit, die man zu früh kam, mit dem schon so oft wiederholten Betrachten der Körbe anderer Patienten. Nach dem das Frühstück um Punkt 8:25 Uhr beendet war, kam das „Hm" lebend aus dem Schrankhintergrund hervor, das aber schleunigst durch die Nebentür ins Freie verschwand. Drei Sekunden später sah man bei fast allen Witterungsverhältnissen das verrauchte Ausatmen des therapeutischen Qualms. Zwei Zigarettenlängen später kam der gestärkte Meisterflechter wieder zum Vorschein. Wie das Einhalten der Pausen, so sicher war auch der sprachliche Umgang mit den therapierbaren Patienten. Oft fühlte ich mich in mein Kindesalter zurückversetzt, wo der böse Onkel mir etwas erklärte und ich es wieder mal nicht verstehen wollte. Belustigt ließ ich es über mich ergehen und grinste still in mich hinein. Zu Hause hat vielleicht seine

Frau die Hosen an und er ist der Unterdrückte. „Stellen Sie Ihr Körbchen, wenn Sie fertig sind genau in dieses Regal. Und zwar genau mit der schmalen Seite nach vorne. Und natürlich mit Ihrem Namensschildchen gut lesbar in Richtung dieser Tür". Das „Haben Sie mich denn nicht verstanden?" folgte dann nur hinterher, wenn man eine andere Logik im Aufstellen der Körbchen hatte. Einer sehr resoluten Frau ging das allerdings über die Hutschnur: „Bitte reden Sie meinem Alter entsprechend mit mir" konterte Sie, denn Sie hatte Recht. Die Patienten einer Reha mögen zwar krank sein, aber nicht doof oder geistig entmündigt. Aber ein Mensch kann sich verändern wenn er Therapeut wird, und wenn seine Predigt beim Korbflechten nicht über ein „Vor zwei, hinter eins" kommt. Diese Seite muss, so schwer und untherapierbar sie klingt, auch betrachtet werden.

Auch wenn es mit dem Flechten und Zeichnen hier so einfach zu lesen ist, die Feinmotorik bereitete mir Schwierigkeiten, und das war früher meine Stärke. Zeichnen, Malen und feine Dinge mit meinen Händen herzustellen, machte mir Spaß und gelang mir immer ohne Mühe. Ich konnte früher Motive von M. C. Escher nachzeichnen und hatte in der ähnlichen Art Ideen, um die mich einige Freunde beneideten. Doch diese Kunst schlief unter anderem aus den Gründen, die ich im zweiten Kapitel schon erwähnte, ein. Jetzt nach dem Schlaganfall, wollte ich sie zum Leben erwecken. Es war vermessen von mir zu glauben, dass es einfach werden könnte. Als ich dieses, zuvor erwähnte, Seidentuch bemalen wollte, konnte ich das Vormalen erst auf einem Blatt Papier üben. Das gelang prima, weil man hier noch radieren konnte. Auf dem Tuch gilt: gemalt ist gemalt. Ich zitterte beim feinen Linienzeichnen einfach zu stark. Und als ich mich genau darauf konzentrierte, wusste ich, dass ich die älteste Tube mit dem so genannten Gutta, so heißt das Zeug zum Vorzeichnen bei der Seidenmalerei, dass das Überlaufen der Farben verhindern soll, erwischt hatte. Das Zeug lief fast von alleine aus der Tube, dann musste ich etwas stärker drücken um das Zeug aus der Tube zu bekommen. Noch etwas fester und dann richtig feste. Dann machte es kurz „Blubb" und ein dicker Pfropfen quälte sich, spontan und hyperaktiv, aus der Tubenspitze um sich auf dem blanken Bild auszubreiten. Jetzt wusste ich, warum Gutta aus dem lateinischen für Tropfen kam. Vor Schreck ließ ich die gesamte Tube fallen, was dazu führte, dass ich das Bild optisch leicht nachführen musste. Fürs erste Bild, und von den zitterigen Linien mal abgesehen, hat es mir trotzdem zum Schluss ganz gut gefallen. Ich glaube, ich konnte mir bereits das Selbstkritische ein bisschen abgewöhnen. Vor einigen Monaten hätte ich mich sehr geärgert oder hätte einen Schuldigen gesucht. Das Zittern gehört eben momentan zu mir und noch kann ich es mir verzeihen.

Was ich mir selten verzeihen konnte, war, dass ich in letzter Zeit nicht sehr viel zu Hause behilflich sein konnte und nicht sehr oft zum Beispiel einen Kasten Wasser in einem Stück die Treppe herauf trug. Wenn ich das tat, in Ausnahmefällen zwang ich aber das ein oder andere unverletzte Kind dazu, dann teilte ich den Kasten und lief eben mehrmals. Wenn der Rücken oder der Kopf marode wird, wachsen die Beinmuskeln und man lernt die Treppen besser kennen. Doch es gab auch andere Möglichkeiten. Wie das geht, das konnte ich hier in der Reha lernen. Herr Mattoczek, einer der beiden Wirbelsäulentherapeuten meinte es gut und stellte einen Cola-Kasten mit wassergefüllten Glasflaschen im simulierten Abstand von einigen Metern hin, und sagte: „Jeder nimmt mal den Kasten und trägt ihn die vier Meter, wie er ihn immer nimmt, stellt ihn auf diesen kleinen Hocker und trägt ihn wieder zurück". Gute Idee, nur.... . Ich weiß, jetzt kommt wieder meine kritische Ecke. Die so genannte Wirbelsäulen-Gruppe bestand nicht immer aus gestählten Menschen und so wie ich hatten einige mehrfache Operationen hinter sich und machten sich die 5 Kilo-Grenze zu Eigen. Ein Musterkasten wie dieser wog gut und gerne über 15 kg. Und nun sollte jeder den Kasten so tragen wie immer. Also ein gewolltes Verheben. Wer fit war, nahm den Kasten mühelos, andere wie ich versuchten das Anheben rückenschonend mit geraden Rücken aus den Beinen heraus. Wer diese Technik nicht kannte, brach unter der Last zusammen, weil er sich nie Gedanken über das richtige Heben machte und weil heutzutage nur noch wesentlich leichtere PET-Flaschen in den Getränkekästen stehen, oder weil so was immer die eigene Frau trug. Weil vor mir zwei Frauen das Heben des Kastens vorführten, tat ich das auch. Doch als ich ihn absetzte, wusste ich, welche beiden Fehler ich gemacht hatte. Der erste war, der Kasten hatte ein Gewicht das ich momentan, wegen der erst kürzlich geplatzten Ader, nicht heben sollte und der zweite gravierendere Punkt war, ich hatte vergessen „Nein" zu sagen. Beim Heben merkte ich, wie der Kopfdruck anstieg. Und genau der sollte sich, wenn man einige Veneninfarkte und eine aufgeplatzte Sinusvene hatte, nicht ansteigen. Man sagt nicht „Nein", weil andere das auch ausführen, was man machen sollte, oder weil man aus der Gewohnheit heraus sich nicht vor anderen blamieren will, und weil man das früher, als die eigene Welt noch in Ordnung war, das auch immer so machte. Da liegt der Fehler. Die Welt nach einem Schlaganfall ist nicht in Ordnung. Sie war im Wanken und zittert auch danach noch lange vor sich hin. Bei einigen kommt sie nie mehr an die Stelle, wo sie vorher war. Und keiner weiß Bescheid, wie dass mit seiner eigenen Welt ist. Man kann leider einen solchen Vorfall nicht voraus sagen. Deswegen „Nein" zu dem, was Du später bereuen könntest. Die, die jetzt über Dich lachen, weil sie Dich für einen Schwächling halten, siehst Du nur für eine kurze Zeit. Aber wenn etwas „Knacks" machte, dann fragt man sich längere Zeit: „Musste das denn sein?", wenn man sich dann noch fragen kann.

Meckere nicht, wenn Du nicht weißt, wie man es besser machen kann, sage ich mir sehr oft. Es wäre besser gewesen, der Therapeut hätte, bevor sich jemand unvermeidlich weh tut, einfach einen leeren PET-Kasten hingestellt, eben einen Wasserkasten mit Placebo-Effekt, und jedem hätte er den Bewegungsablauf mit dem leichten Kasten gezeigt. Man muss nichts Schweres tragen, um festzustellen, dass man falsch hebt, und man muss nicht unbedingt was falsch machen, um nachher zu wissen, dass man Schmerzen hat. Er hätte in den richtigen Momenten auch sagen können „So, jetzt hätten Sie sich weh getan".

Die Gymnastikgeräte, wie Matten, Gummibänder und »Pezzi-Bälle«, mit denen wir uns ständig quälen ließen, waren allesamt in technisch einwandfreiem Zustand und ließen die geforderten Übungen bereitwillig zu. Gefühlvolles Arbeiten vorausgesetzt. Aber das musste man ja mit jedem Sportgerät machen. Die Gummibänder ließen sich beinahe bis ins Unendliche dehnen. Das, was sie an Weichmacher in den vergangenen Jahren verloren hatten, wurde durch die Patina von unzähligen, zum Teil ungewaschenen und verschwitzten Händen wieder aufgefüllt und hielt sie so in unglaublicher Weise sehr geschmeidig und anhaftend. Diese Beschichtung verlieh der Oberfläche mehr Gripp als dem Original. Fast konnte man den Eindruck gewinnen, als könne man beim Ziehen die Hände öffnen, ohne Angst zu haben, dass man dem Mattennachbar eine Ohrfeige mit dem Gummiband gibt. Nahezu selbsthaftend blieben sie in den Handflächen. Und jedes gerissene Band war auch teilweise noch in der Lage für eine abgeänderte Übung her zu halten. So sammelten sich in der Lagerbox einige überlebende Fetzen, die vorwurfsvoll an den Seitenwänden klebten.

Ein Stapel von gut und gerne zwanzig Turnmatten lag in einer Ecke der Turnhalle und sog ungehindert den Schweiß vieler Patienten während den walkenden Bewegungen des Turnens in sich auf. Dadurch wurden sie schön feucht gehalten, denn es gibt beim Bodenturnen nichts Unangenehmeres als rissige und spröde Oberflächen, die an der eigenen Bekleidung rieben. War eine Seite der Matte zu schmutzig durch den Abrieb des Hallenbodens geworden, konnte die Matte herumgedreht werden. Durch die eigene Kleidung übertrug dann die verschmutze Seite ihre unbrauchbaren Partikel auf die Turnkleidung. Diese wurde natürlich nach dem Turnen gewaschen, denn so verschmutzt läuft nicht jeder an zwei Terminen herum. Durch diesen, dem natürlichen Kreislauf nachgeahmten Vorgang konnten die Matten lange genutzt werden. Leider besaßen die Matten kleine Rillen, und so kam es, dass so manche tief sitzende Verunreinigung, wie die Verdauungsreste verirrter Singvögel in der Halle, zurück blieben. Ich erkannte allerdings diese Matte von weitem und drehte sie, wenn ich sie erwischte, denn es ging der Reihe nach, dezent mit dem Fleck nach unten. Ich lernte dadurch sicher, dass sich Vogeldreck hartnäckig über zwölf Wochen hielt. Ziemlich viel für einen so kleinen Klecks.

Man stelle sich auf diesen Matten noch einen so genannten »Pezzi-Ball« vor. Durch elegante Hüftbewegungen kreisend vorwärtsgetriebene Gummihaut, schwer nach unten gedrückt durch das noch nicht reduzierte Patientengewicht, gab es jeden Millimeter ein saugendes Knistern, wie durch einen Klettverschluss verursacht, hervor. Wenn der Ball samt Patient noch zu hüpfen begann, hob sich für einen Bruchteil einer Sekunde eine kleine runde Stelle der Matte am Ball saugend nach oben.

Alles konnte dieses Haltevermögen, also Ball auf Matte, natürlich nicht unterdrücken. Ein Mitpatient, der kurzzeitig vom Clown gestochen wurde, wollte bevor die Therapeutin in die Halle kam, zeigen, wie toll man auf den Bällen turnen konnte. Es dauerte, wie es bei diesen Gelegenheiten die Regel ist, nicht lange, bis er das Gleichgewicht verlor und nach hinten mit dem Kopf zuerst und über den schützenden Mattenrand hinaus, auf dem Boden aufschlug. Das laute »Bong« verschreckte auch sein Gesicht und verfärbte es rot vor schmerzen. Allerdings wollte er uns glauben machen, es käme nur von der Schwierigkeit wieder aufzustehen. Was natürlich nach so einem Aufschlag zusätzlich richtig war.

Selbstverständlich sollte man, seinen vom Schlaganfall gebeutelten Körper, nicht zwingend wie ein rohes Ei behandeln. Aber für Patienten, die wie ich Veränderungen im Kopf hatten, war so etwas leider nur die zweitbeste Möglichkeit um Linderung zu schaffen.

Ich konnte mich nach einiger Zeit jedoch nicht davon abhalten, eigenes Gerät wie »Pezzi-Ball«, Gummi-Bänder in verschiedenen Stärken sowie eine Gummimatte zu kaufen. An das neue Gefühl, dass Gummi-Bälle und Bänder nicht kleben und Matten sauber sein können, musste ich mich erst gewöhnen und empfand es die erste

Zeit fast ungewohnt und nicht natürlich. Doch das Gefühl des eigenen und sterilen Raumes hat letztendlich doch noch gewonnen.

●

Was Sie nicht wirklich wissen müssen:

Noch mal was zu der gefühlten Sauberkeit der Trainingsgeräte, speziell die aus Kunststoff. Viele Kunststoffe, zum Beispiel PVC, verlieren ihre, bis zu einem Anteil von etwa 40% des bei der Herstellung zugesetzten Weichmachers mangels der chemischen Bindungsfähigkeit zum Kunststoff selbst, innerhalb ihrer eingesetzten Zeit eben diesen Zusatzstoff. Hier kann es dann den Anschein erwecken, dass diese sich Oberflächen leicht klebrig und dadurch schmutzig anfühlen. Auch wenn sie sauber sind. Die klebrige Oberfläche zieht aber wiederum verstärkt Schmutzpartikel an. Und jetzt fühlen sie sich eindeutig nicht nur klebrig sondern auch schmutzig an. Es ist ein Teufelskreis mit diesem Zeug.

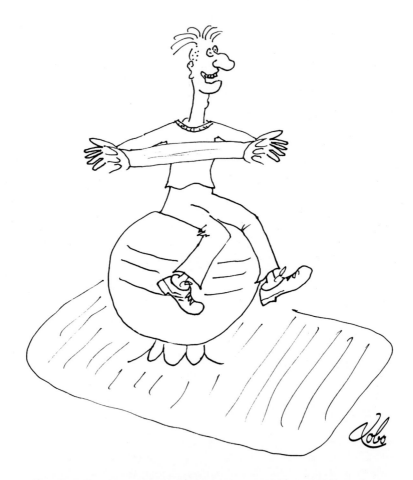

Die Patina vergangener Jahre verbessert die Haftfähigkeit der Gummibänder, Hüpfbälle und Matten um ein vielfaches.

Kapitel 24: Die Bordapotheke

Zu riesigen Nebenwirkungen fragen Sie den Arzt oder die Schwester seiner Apothekerin.

Pro Woche stopfte ich gezielt über hundert Tabletten verschiedenster Bauart in mich hinein. Rund, oval, glatt oder rau, mit eingestanzten Sollbruchstellen, eingeprägter Wirkstoffmenge oder auch mit essbarem Kunststoff überzogen. Alle Sinne wurden bedacht. Einen Tag vor der Einnahme wurden sie bei den Rundgängen der Schwestern, morgens oder abends, auf eine erhabene Leiste über dem Wandtisch abgelegt. In Reih und Glied nach Tagen und Tageszeit, Form, Farbe und Geschmack sortiert. Bunt und aufdringlich lagen sie da, als wollten sie sagen: „Nimm mich".

Das Eindringen in die private Patientensphäre wurde mittels Anklopfen angekündigt. Das Anklopfen, den Schlüssel von außen in den Zylinder stechen und herumdrehen inklusive das Öffnen der Tür, war eine hundertfach geübte Bewegung der Schwestern und eine Sache von einer Sekunde. Ein „Moment bitte", weil man sich gerade innen umzog wurde beim Eintreten in das Zimmer zur Kenntnis genommen. Das Leergut vom gestrigen Tag wurde eingezogen und gegen den neuen Tablettenbehälter eingetauscht. Dann stand man mit einem Fuß im Hosenbein, grüßte freundlich und bedankte sich für den Nachschub, und die Schwester wusste, welche Farbe die heutige Unterhose hatte.

Wichtig waren die Tabletten zur Reduzierung meiner Schilddrüsenwerte. Diesen Tabletten verdanke ich laut den Ärzten und der merklichen Änderung meiner vorhergehenden Stimmung, dass ich jetzt ruhiger geworden bin. Es sind laut dem Schilddrüsenarzt, zumindest ein Teil davon, nicht unbedingt die gesündesten Tabletten, aber nun müssen sie genommen werden und das mit schwankender Dosierung. Die Werte der Schilddrüse sollen sich ja innerhalb des Grenzwertes einpendeln, und da gibt es eben mal mehr und mal weniger.

Und ganz wichtig sind die verschiedenen Arten der Antiepileptika. Laut Lehrbuch und laut meinem Hausarzt ist es üblich, dass nach so einem Vorfall wie ich ihn hatte, diese Krämpfe kommen können. Wie lange allerdings, vom Zeitraum aus gesehen, diese Menge eingenommen werden muss, ist ungewiss. Die meisten Ärzte gehen von einem Jahr aus. Also doch nur insgesamt 1.825 Stück. Jede Tagesdosis ist zurzeit etwa 15,4 cm lang, das macht 56,21 Meter im Jahr. Mit diesem chemischen Bandwurm muss ich also noch eine lange Zeit verbringen.

Und super wichtig, für mein Empfinden, sind die chemischen rosa Brillen. Sie sollen meine Angstzustände, die ich mir mittlerweile »angewöhnt« hatte, im Zaum halten. Der Wirkstoff dieser Tabletten bewirkt laut dem sogenannten Waschzettel eine Blockade zentraler präsynaptischer $\alpha 2$-Rezeptoren eine Hemmung des negativen Feedbackmechanismus. Ich kann nichts dazu, ich habe diese Erklärung auch nur abgeschrieben. Auf Deutsch, es verhindert ganz einfach das Aufkommen von krankheitsbedingten Angstzuständen. Die Wirkung stellt sich meist nach etwa vierzehn Tagen ein, und heißt hier: Gemütsaufhellung. Auch laut Waschzettel. Die Dosierung wurde ja schon verdoppelt. Wenn es ihnen gelingt, dann geht es mir bestimmt besser, und ich hab wieder meine „alte große Klappe". Doch ich hoffe, die unterdrücken das auch, und zwar nachhaltig. Ich fühle mich damit einfach sehr viel gelöster und entspannter.

Warum heißt eigentlich der Arzneibeipackzettel allgemeinüblich Waschzettel? Ganz einfach, mit dem Veröffentlichen eventueller Nebenwirkungen waschen die Hersteller des Originals oder auch des Plagiats eben ihre Hände in Unschuld.

Obwohl ich ein schlechtes Gewissen dabei habe, dass ich im Moment nicht ohne das Zeug auskomme. Eventuell geht das ganz automatisch nach einer bestimmten Zeit. Ich weiß, dass es eine künstliche Ablenkung von meinen Problemen ist, doch von diesem Gedanken wird man zum Glück auch abgelenkt. Die Zeit wird versuchen, auch diese Wunde zu heilen.

Viele Patienten mit einem ähnlichen Leiden nehmen eine Art sogenannter Aufheller und geben es meistens nur unter der Folter zu. Vor allem aber Ältere lehnen diesen Zusatz ab, weil dieses Medikament eben nur was für weiche Seelen ist. Für Schwächlinge, die mit dem eigenen Leben nicht zurechtkommen, und ansonsten sowieso irgendwann über ein Brückengeländer springen. Früher, als diese Älteren noch jung waren, gab es diese Leiden nicht, so sagt man. Aber es gab sie trotzdem. Sie hießen nicht Depressionen oder Panikattacken, sondern Kriegsschädigung oder starke Wetterfühligkeit, oder der alte Granatsplitter macht wieder zu schaffen. Egal wie das Kind heißt, man kommt damit nicht gut zurecht. Egal ob jung oder alt, nur die Alten sagen, dass es etwas anderes ist und sie deswegen, weil sie es nicht einnehmen, mürrisch und griesgrämig werden. Doch wenn es chemische Linderungen mit Nebenwirkungen gibt, will ich nicht unbedingt sagen. „Rein damit" sondern einfach mal abwägen was für das eigene Ego am leichtesten zu verkraften ist. Pille oder die Fähigkeit mit einem fremden Zustand zu recht zukommen. Wenn man sich für die Tablette entscheidet, beginnt für den Arzt die Arbeit des Aussuchens. Welcher Aufheller passt besser zum Patient, und kann er mit den Nebenwirkungen leben? Man sollte sich vorab natürlich nach dem Notausgang erkundigen, das heißt, mit welchen weiteren Problemen ist beim Absetzen zu rechnen? Viele Aufheller, die auf die Botenstoffe wirken, die diese Ängste zulassen, wirken oft nach einigen Tagen. Die Angst wird einigermaßen unterdrückt, aber die reine Aufhellung kommt bei fast allen Präparaten nach etwa vierzehn Tagen.

Wenn nahe Verwandte etwas über die Einnahme erfahren, sind viele erst mal geschockt. „Mensch, Du doch nicht" heißt es oft. Und hinter der vorgehaltenen Hand wird geflüstert, weil die paar Leute die das wissen, glauben dass man jetzt tablettensüchtig ist. Sie glauben helfen zu müssen, und verstehen nicht, dass ich all das Zeug nehmen muss. Bis auf die Aufheller, doch das ist meine eigene Entscheidung. Nein, ich und viele andere haben nicht die Probleme, wenn wir abgelenkt werden. Die Zeit, die wir alleine sind mit unseren Gedanken. Dann kommt auf leisen Sohlen und sanften Flügeln die Angst. Im Bett vor dem Schlafen, beim Baden oder beim Duschen und beim Spazierengehen, was oft das Gleiche ist. Die Angst kann von Tag zu Tag stärker werden, stärker als Du selbst. Wir, die mit unseren Nachwirkungen des Schlaganfalls leben müssen, haben oft genug mit unserem Körper zu tun. Unsere Uhren ticken eben anders als die von Gesunden. Wir haben uns das nicht ausgesucht.

Ich weiß nicht, was die Tabletten in ihrer gemeinsamen Mischung als Nebenwirkung erwirken, meine Frau meinte jedenfalls, dass an meinen nicht sehr bewachsenen Stirnflächen, also mehr oberhalb, ein neuer kleiner Flaum wächst. Man sieht es aber nur beim richtigen Lichteinfall und einem ganz bestimmten Sichtwinkel. Ich werde es weiter beobachten.

●

Kapitel 25: Panik kommt auf

Mein Gesundheitszustand war auch nach vielen Wochen in der Reha nicht wirklich besser geworden. Manchmal allerdings täuscht man sich und verwechselt das Bessere mit dem Schlechteren. Zuerst dachte ich, mein vor allem seelischer Zustand sei, gerade durch die Einnahme von sogenannten Aufhellern, wesentlich besser geworden. Zumal mir die doppelte Dosis des Medikamentes wie zu Beginn verabreicht wurde. So ist man der Meinung, es wirkt auch doppelt so gut. Natürlich wusste ich schon immer, dass so ein Präparat jede innere Ungereimtheit nur überdeckt und vorerst nicht heilt. Vielleicht wenn ein Prozess, der zur Angst verleitet, vorüber oder so abgeschwächt ist, dass er dann nicht mehr zur Geltung kommen kann. Das Medikament das man für diese Überdeckung nahm, putschte leicht auf, und man konnte sich stark fühlen. Die doppelte Dosis machte auch alle anderen Symptome doppelt so stark und verstärkte somit auch das Herzklopfen. Das störte natürlich. Und in den Abendstunden, wenn man sich alleine fühlt, kam hierdurch wieder die Angst. Eines Abends wurde mir das Herzklopfen sehr unangenehm. Es war nach dem Abendessen und ich wusste dass dieses laute Klopfen wie jeden Abend irgendwann, und spätestens beim Einschlafen, vorüber war. Zumindest für mich nicht mehr hörbar. An diesem Abend war es allerdings nicht so. Es wurde stärker und schlug lauter. Doch ich erinnerte mich an einem ähnlichen Vorfall vor einigen Tagen, an dem ich trotzdem bei dieser Situation die Oberhand behalten konnte. Ich versuchte Bruchstücke aus dem Autogenen Training auszuführen. Doch ohne Erfolg, vielleicht war ich in diesem Fach noch zu unerfahren. Ich nahm einen kleinen Splitter der Beruhigungstablette, die ich noch hier in meinen eisernen Vorräten liegen hatte. Doch auch das half nicht. Ich konzentrierte mich auf andere Dinge. Doch es war wie verhext. Ich zog mich also wieder an und wollte nur mal so bei der Stationsschwester vorbei. Hier rückte ich das rosa Schild, dass aus einer Klarsichthülle und einem eingelegten Zettel bestand, wieder gerade, und las den Aufdruck: »Wir haben Feierabend, wenn sie aber einen Notfall haben sollten, wählen sie bitte die 333 über ihr Zimmertelefon«. Ich lief einen Bogen durch das offene Treppenhaus in dem dieses Zimmer lag, und sah, dass hier wirklich kein Licht brannte. Es war schon nach acht. So nötig war es ja auch nicht, dass ich meinen Zustand als Notfall bezeichnen möchte. So lief ich von mir überzeugt in mein Zimmer und setzte mich auf mein Bett. „Und wenn es nun doch ein Notfall war?", dachte ich. Nein, ich gönnte den Schwestern ihren Feierabend und legte mich wieder hin. Nach zwei Sekunden der Ruhe dachte ich daran, dass es vielleicht doch ein Notfall war. Vielleicht war jetzt doch eine Schwester da? Ich wusste ja wie das ist, wenn man nach Hause will und vergisst etwas in seinem Büro. Ich vergewisserte mich, und kam zu der Einsicht, dass die Schwestern nicht vergesslich waren. Nun war es doch ein Notfall. Es war jetzt kurz vor halb neun. Ich nahm den Hörer zur Hand und wählte die 333. Nach zehnmal Läuten legte ich auf, es wird gerade ein wirklicher Notfall sein. Ich schaute das Telefon mit Besorgnis an und nach weiteren zehnmal Klingeln war ich schon langsam sauer auf das Telefon. Nach fünfzehn Minuten brannte ich mit meinem Blick kleine Löcher in die Wählscheibe und endlich meldete sich eine Schwester: „Hallo, hier ist Schwester Erika", „Ähm ja, hier ist der Patient von zwo-null-drei, ich habe Herzrasen und, na ja, ist vielleicht ein Arzt in der Nähe?". „Wie war die Zimmernummer? Ok, Frau Dr. Raginskie kommt gleich zu Ihnen". Ich legte mich auf das Bett und überlegte mir, dass ich auch zur Ärztin kommen konnte, ich hatte ja nichts an den Beinen. Nach einer Minute stand sie schon im Zimmer. „Wie kann ich Ihnen helfen?". Ich erzählte ihr vollkommen gezwungener Ruhe, um Zeit zu sparen weil ich in einer aufgesetzten Hektik bestimmt alles mehrmals wiederholen müsste, wo meine Probleme waren. Das mit dem Herzrasen und meiner inneren Unruhe. Für den Fall, dass ein Krampf ausbricht, sagte ich ihr die Dosierungseinheiten für die intravenöse Valiumspritze. Sie sagte kurz „Ich weiß, ich habe eben Ihre Krankenakte überflogen. Den Aufheller, den Sie nehmen, ist so glaube ich, nichts für Sie. Jeder sollte den Aufheller nehmen der zu ihm passt". Ich war erstaunt. Nach dem Blutdruckmessen bekam ich noch einen Drucksenker, der auch mit einem Überdruck von 200 zu Recht kam und noch eine echte Beruhigungstablette. Sie verabschiedete mich mit „Bis in einer halben Stunde, ich komme dann noch mal zu Ihnen hoch". Und sie kam tatsächlich mit einer angehängten Schwester, die dann nur noch 140 bei mir feststellte. Das war alles. Es lag am hohen Blutdruck und der Beschleunigung meines Aufhellers. „Sie bekommen nachher noch etwas zum Schlafen, und Gute Nacht". Sie ging aus dem Zimmer und ich schlief ein. Das Schlafmittel brauchte ich nicht, und ich wuste auch nicht, ob später noch jemand durch den Türspalt schaute. Doch ich nehme es an.

Am nächsten Tag, nach einem erholsamen Schlaf, erinnerte ich mich aber nicht mehr nach dem Namen des empfohlenen Aufhellers. Doch so viele scheint es ja nicht zu geben. Ich sprach meinen neuen Stationsarzt darauf an, aber die Tabletten, die ich nahm, waren schon die Besten. Zumindest nach seiner Meinung. Ich bekam trotzdem den Namen der Empfehlung heraus und zog mir am darauffolgenden Wochenende die Beschreibung und Nebenwirkungen aus dem Internet. Da ich jetzt die Vergleiche schriftlich hatte, waren die neuen urplötzlich doch besser für meinen Typ. Gut, dass ich die putschenden Aufheller an diesem Tag noch nicht genommen hatte, denn abends durfte ich die Beruhigenden nehmen. Der Unterschied war groß. Während ich bei den einen morgens topfit war, war ich bei den anderen sehr müde. Ich schlief aber gut ein, und was das Wichtigste war, ich schlief durch. Allerdings war ich auch tagsüber, wenn ich alleine im Zimmer war und mich mit nichts beschäftigte, müde und schläfrig. Das eine Mittel putsche auf und man nahm ab, in meinem Fall gute drei Kilo, und mit dem anderem wurde man träge und konnte das fehlende Gewicht wieder auf der Habenseite verbuchen. Das Zunehmen macht leider sehr oft unzufrieden. Der Teufel wird allzu oft mit dem Belzebub ausgetrieben.

●

Kapitel 26: Es blutet weiter

Auch hier in der Reha-Klinik wollten alle nur mein Blut, nur mit dem Unterschied, dass hier keine Blutentnahmelehrlinge waren, sondern knallharte Profis.

Drei Damen bildeten das Team im Labor. Alle waren sehr nett und oft in Zivil gekleidet, und das ließ einem das kurze Warten bis der Arm abgebunden war, und das Zielen mit der Nadel anfing, nicht stark an die so übliche Prozedur erinnern. Natürlich hatte ich bei den ersten Terminen Bammel gehabt. Ich hatte natürlich auch darauf gedrängt, dass ich »eine kleine Blaue« bekomme. Frau Dr. Schwab meinte bei einer Visite und nach der Schilderung meines Problems aber, das brauchen wir nach dem zweiten Stechen nicht mehr, und entschied sich, mir keine mehr zu geben. Mein Körper entschied sich im Gegenzug wegen tollen Vorkrampfgefühlen für eine ausgedehnte Panikattacke und meine Seele ordnete einen mittleren Nervenzusammenbruch an. Danach bekam ich doch wieder eine Blaue.

Zumindest wollte ich, nachdem ich einigermaßen innerlich gefestigt und ausgeruht war, selbst entscheiden ob ich die Tablette nahm oder liegen ließ. Und übrigens, wenn man es aus eigener Kraft geschafft hat seine Probleme und die benötigten Medikamente zu minimieren, glaubt man doch viel mehr an seine eigene Stärke. Alles andere ist doch nur eingeredet, wenn der Arzt sagt: „Jetzt sind Sie so weit".

Wie konnte die Ärztin das gegen meinen Willen entscheiden. Ein Patient sollte nicht so stark bei Problemen sein, wie der Arzt das bestimmt, sondern so, wie er bereit ist es zuzulassen.

Bei einer positiven Einstellung der Tablette gegenüber hätte sie mir einiges erspart.

Ich wollte an diesem betreffenden Tag direkt nach dem Frühstück ins Labor gehen, hatte allerdings noch 5 Minuten Zeit, und so fuhr ich noch mal mit dem Aufzug nach oben und ging ins Zimmer. Ich trank noch was und ging den gleichen Weg wieder zum Aufzug. Die

Strecke wurde plötzlich endlos lang und jeder Meter wurde mehr und mehr zur Qual. Ich wusste nicht warum. Ich stand vor dem Aufzug und las in meinem Inneren: „Nein", ein klares „Nein!". Mir wurde es plötzlich ganz anders. Ich fing an zu zittern und spürte, wie sich meine Venenklappen und meine Haut zusammenzogen. Sie zogen im gleichen Takt. Gerade so schaffte ich den Weg in mein Zimmer zurück und fiel in mein Bett. Ich zitterte immer noch. Warum eigentlich? Weil die Bilder vom Krankenhaus immer wieder in meinem Kopf herumgingen, nur deswegen?

Es dauerte nicht lange, da klingelte das Zimmertelefon: „Hallo, hier ist Schwester Gabriele, Sie müssen noch ins Labor zur Blutabnahme". „Tut mir Leid" sagte ich, wie mit letzter Kraft, „Sie müssen jetzt dafür Verständnis haben, dass ich das jetzt nicht kann. Ich fühle mich jetzt nicht in der Lage". Einige Minuten später war Dr. Falkenflug in meinem Zimmer. Er war sehr verständnisvoll zu mir, und versprach mir, dass das Blutabnehmen für heute entfällt. Mir fiel ein Stein vom Herz. Er schlug mir vor, dass ich auch jetzt eine Beruhigungstablette bekommen könnte. Wenn ich die heute Morgen gehabt hätte, wäre das ganze Desaster nicht passiert, dachte ich mir. Ich lehnte, so nett es auch gemeint war, die Tablette ab. „Ich muss mich jetzt erst mal mit Bewegung abreagieren, ich laufe einige Kilometer draußen herum und in 2 oder 3 Stunden geht das wieder mit mir". „Aha, Sie kennen das schon?". „Ja" sagte ich, „Eine Tablette die jetzt helfen könnte, müsste wohl doppelt so stark sein um mich zu beruhigen. Ich brauche jetzt Bewegung und Ruhe damit ich den Kopf frei davon bekomme". Er merkte mit Sicherheit, dass ich doch nicht ein »Tablettensüchtiger« war, weil ich die Angebotene ablehnte.

Ich hätte sie tatsächlich nur für diesen einen Moment gebraucht.

Allerdings merkte ich von »Stichtag« zu »Stichtag« eine bedeutende Besserung. Ich bekam mehr und mehr das Vertrauen, dass Blutabnehmen nicht mehr so schlimm ist. Zugegeben, es war mir »nur« noch mulmig. Und das war etwas anderes als die Angst.

Ich ging dazu über, erst mal die von meinem Psychologen vorgeschlagenen Übungen zu machen. Dabei werden sogenannte Energiepunkte durch starkes Klopfen mit den Fingerkuppen angeregt. Diese Punkte befinden sich direkt über dem Auge, also der Augenbraue, seitlich am äußeren Rand des Auges, unmittelbar unter dem Auge, unter der Nase und am Kinn, am Schlüsselbein, an den äußeren Rippen in der Herzhöhe, am Handgelenk und letztendlich auf dem Handrücken zwischen dem kleinen Finger und dem Ringfinger. Dazu muss man sich einen Satz überlegen, mit dem man sich mit dem Problem konfrontiert und den man laut ausspricht. Ungefähr so: „Obwohl ich solche Angst vor dem Blutabnehmen habe, dass meine Venen zerstochen werden und ich wieder einen Anfall bekommen könnte, liebe und akzeptiere ich mich, wie ich bin". Ok, dachte ich mir, ich versuch das mal. Nach einiger Übung funktionierte das auch. Ich weiß natürlich, dass auch hierbei ein bisschen Selbsthypnose im Spiel ist. Es war aber mit Sicherheit auch ein Zusammenspiel mit dem Vertrauen zu den blutabnehmenden Damen, das ich bekam.

Ich habe mir auch angewöhnt, nicht mehr vor dem Blutabnehmen nochmals ins Zimmer zurück zu gehen. Denn das war bei meinem letzten Aussetzer der ausschlaggebende Fehler gewesen. Ich stehe jetzt nach dem Essen auf und gehe direkt und mutig zum Labor. Und schlage öfters einen anderen Weg ein. Entweder über die Treppe oder die Rollstuhlrampe. So denke ich im Inneren immer an ein anderes Ziel. Ich lande zwar noch immer auf der Liege, doch der Weg dahin ist leichter und nicht so beklemmend.

Und wenn ich mal wirklich gut drauf bin, werde auch mal in den Laborraum gehen in dem man sich zum Zapfen setzen muss oder kann.

Es ist, auch für mich, kaum zu glauben, in der letzten Woche, und es waren immerhin zwölf davon, stand ich im Laborraum vor dem Zapfsessel. Und fragen Sie mich nicht, welche Gefühle mich dabei steuerten. Ich setzte mich doch tatsächlich hin. Irgendwie war ich ja auch im Zugzwang. Aber es waren zwei Zwänge. Erstens habe ich mir das selbst immer gesagt, dass es einmal sein musste, und zum zweiten Punkt kam, dass an diesem Tag oder besser gesagt Morgen, eine hübsche rothaarige französische Praktikantin bei der blutigen Geschichte zusehen wollte. Mal im Ernst, hätte ich mich da zum Blutabnehmen hinlegen sollen?

Trotzdem »'at es nischt so schön geprickélt in meine Bauchnabél«.

Die kommenden zwei Termine zog ich natürlich auch mit den gleichen unguten Gefühlen durch, jedoch ohne »die hübsche rothaarige französische Praktikantin, die bei der blutigen Geschichte zusehen wollte«.

Wenn viele Dinge gleichzeitig zu einer gewünschten Lösung führen, ist es egal welches im Einzelnen half.

Das Entscheidende ist immer die herbeigeführte Lösung.

•

Kapitel 27: Die Gästeliste

Meine Mitpatienten der Reha waren mehr als vielschichtig. Gut so. Zumindest, was die Kontraste meines Beobachtens beeinflusste. Die Einzelschicksale allerdings waren wie die im Krankenhaus, individuell und natürlich nicht beneidenswert. Es gab für jeden einzelnen eine eigene Art damit umzugehen oder wenn er es schaffte, auch damit zu leben. Jedes Schicksal ist immer ein ganz unverwechselbares Schicksal. Es standen ja immer Abweichungen oder Veränderungen des normalen Lebens dahinter. Eben wie bei mir bedeutete es einen Einschnitt in das Gewohnte mit mehr oder weniger Umstellungen. Meistens mehr. Leider zu oft Veränderungen, die einen für sich selbst betroffen und teilweise auch sehr traurig machten. Für mich waren am Anfang vier Wochen Aufenthalt in der Reha vorgesehen, zwölf war ich da.

In dieser Zeit sah ich viele Menschen die mich in voller Anteilnahme berührten oder über die ich mich auch einfach nur wunderte. Der Umgang mit dem eigenen Schicksal, der nach außen gezeigt wird, ist nicht immer der Innere. Da mag es oft anders aussehen. Der verwunderliche Weg, oder der vermeintlich Falsche, ist trotzdem oft richtig um ein Schicksal zu besiegen, zu mildern oder damit umzugehen.

Wenn ich Verwunderliches sah, schüttelte ich im Inneren den Kopf, wie andere auch. Aber ich versuchte ihre Charaktere und Gebärden zu verstehen, was mir vielleicht nicht immer gelang. Ich kann mal einige Beispiele dieser Menschen aufzählen.

An meinem Tisch saß zum Beispiel die erste Zeit ein Mann von 54, der, wie ich später erfuhr MS hatte. Man spricht nicht jeden sofort auf seine Krankheit an. Nicht jeder kann darüber reden. Dann ein etwas jüngerer Mann von 34, der mit 23 schon die erste Scheidung hinter sich hatte und unter einer Verknöcherung zweier Halswirbel litt. Was ich noch über ihn wusste war, dass er mit Sicherheit ein Verhältnis mit einer Therapeutin hatte. Natürlich war das seine Sache, jedoch belächelte ich die Auffälligkeit, wie er krampfhaft versuchte, die Sache geheim zu halten, wo er doch geschieden war. Ich hatte die Beiden einige Male Blicke austauschen sehen, und später hatte ein Tischgenosse Andeutungen gemacht. Frei nach dem Motto: „ich will ja nichts sagen, aber ....", und dabei hatte er doch schon genug Andeutungen gemacht. Und der Nächste war ein immer recht lustiger Typ mit 43, etwa ein halbes Jahr älter als ich. Er hatte aber schon seinen zweiten Schlaganfall hinter sich gebracht. Seinen Lebensstil zu ändern hatte er nicht vor. Die Ärzte wussten ja auch nicht, woher das alles kam. Also, was sollte er auch ändern?

Wie habe ich mich geändert oder wie werde ich mich ändern? Nun, das weiß ich selbst erst in einem Jahr. Es ist zu früh zum Urteilen.

Gut, er raucht und trinkt, aber wer macht das nicht, meinte er. Mit dieser Einstellung zeigte er mir aber, dass er weniger seelischer Probleme hatte als ich, oder es schien nur so. Ich dachte sowieso zu viel über alles nach. Das war, oder besser gesagt ist, eben mein Fehler. Ich sehe zwar viele Dinge mit Humor, aber es ist überlegter Humor, und dazu gehört nun mal über Dinge nachzudenken. Doch zum Nachdenken muss man ein bisschen alleine sein. Und wenn man alleine ist, kommt wiederum auch auf weitere dumme Gedanken und die Gedankenspirale dreht sich unaufhörlich weiter. Und das ist dann auch nicht mehr witzig.

Egal was viele haben, Rauchen ist nicht verpönt. Einige hatten hier in diesem Umfeld behauptet, dass sie sonst nicht so viel rauchen wie zu Hause. Nach jeder Anwendung wurde sich draußen vor der Tür unter der Raucherbrücke getroffen. Dort ist es einigermaßen windgeschützt und der Regen, so er denn senkrecht kommt, trifft auch selten die benötigte Glut. Ich hatte früher auch geraucht. Auch wenn ich erkältet war. Aber unter der Dusche und während des Essens war es für mich tabu. Wer lässt sich schon gerne sagen, dass er gerade etwas Ungesundes tut? Wer hört schon darauf? Die wenigsten tun das. Aber ich habe auch manchmal den Eindruck, es schadet den meisten nicht unbedingt. An meinem Tisch rauchten sie alle, ungeachtet der MS oder gar eines wiederholten

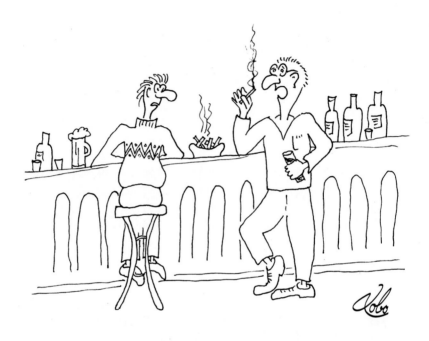

Meine Ärzte wissen nicht warum ich schon wieder einen Schlaganfall hatte, ich lebe doch ganz normal

Schlaganfalls. Bis abends spät hörte ich sie oft im Außenbereich lautstark krakeelen, während ich, ausgepowert vom Tag, im Bett lag und versuchte mich darauf zu konzentrieren, dass ich ohne meine Erinnerungsgedanken einschlafen konnte. Aber sie alle waren abgelenkt. Doch ich kann nicht aus mir raus. Ich bin nicht sehr gut beim Annähern auf fremde Menschen. Ich werde erst nach längerer Zeit mit ihnen warm. Dann ist aber meist die Zeit gekommen, in der ihre Reha beendet ist. Also zog ich mich immer nach dem Essen in mein Zimmer zurück, so dass selten reger Kontakt aufkam. Ich empfand das aber nicht als schlimm, es ist mein »Normal«. Ich schmunzelte über viele, nicht aus bösem Willen, sondern über ihre eigenen, für jeden selbst unbekannten Marotten. Ich habe ja selbst welche. Ich hoffe, es schmunzelt jemand über mich, und auch nicht mit bösen Gedanken.

Wie schon Mal erwähnt, einige Personen hatte ich schon im Krankenhaus gesehen. Eben nur gesehen. Wenn sie mit den Therapeuten unterwegs waren oder nur durch die Flure der Klinik liefen. Selten erinnerten sie sich an mich, und ich weiß sie waren eben weit mehr mit ihrer Krankheit beschäftigt als sich die Gesichter anderer Leute anzuschauen. Sie hatten ja auch Recht.

Leider gab es auch Patienten, die scheinbar böse ihr Leiden anderen Menschen in ihrem Umfeld zeigten. Wie gesagt scheinbar. Jeder fasst die Reaktionen oder die Art und Weise wie Gebärden oder Benehmen gezeigt werden, anders auf. Der eine ist gefasst, ein anderer verständnisvoll, ein dritter gar nimmt Anstoß daran.

Ein Mann im Rollstuhl, er mag wohl auf die sechzig zu gehen, fiel mir auf. Er hatte eine Gehbehinderung oder einseitige Lähmung und mit einem Fuß konnte er seinen Vortrieb steuern. Er schaute immer sehr grimmig in die Welt und auf seine Mitmenschen. Wenn man ihn grüßte, schaute er nicht zurück sondern blickte weiter verbittert. Was mag ihn zu solch einem Menschen gemacht haben? Ich verstehe ja, dass er wenig Grund zur Freude hat, und ich sah ihn schließlich nur im Klinikrestaurant. Morgens und mittags gab es kaltes Buffet und für Brot und den Belag musste man sich in verschiedene Schlangen einreihen. Sehr oft sah ich wie er einfach mitten in die Menschenreihen einfuhr, ohne Rücksicht auf andere zu nehmen. Irgendeiner wird schon Platz machen. Er nahm sich dann was er haben wollte vom Tablett, und das mit den blanken Fingern, und fuhr schließlich wieder zurück zu seinem Tisch. Wenn er die Richtung wechselte, schaute er nicht oder nur wenig nach beweglichen Hindernissen. Ich schaute öfters auf seine Arme und Hände, die kraftvoll die Reifen packten und immer mit einem Ruck beschleunigten, als wollten sie sagen: „Aus dem Weg hier". Andere in seiner Lage benahmen sich vorsichtiger, deswegen bemerkte ich einen Unterschied. Schnell sind ungerechte Gedanken gefallen und man glaubt mittlerweile selbst daran, wenn man laufen und aufrecht stehen kann, schaut man nicht nur bildlich in solchen Situationen auf solche Menschen wie er herab. Oder macht man sich nur aus Mitleid strengere Gedanken beim Urteil? Doch siehe da, einige Wochen später hielt ich ihm eine Tür auf, obwohl er noch einige Meter zu fahren hatte. Ich war natürlich darauf gefasst, dass er grimmig ohne hochzublicken weiter fuhr, weil er es ja sonst auch tat. Aber das Gegenteil passierte, er schaute dankbar an mir hoch, und er lächelte dabei. Wie ich mich doch getäuscht hatte. Jetzt waren mir einige meiner vorherigen Gedanken doch peinlich.

Ein älterer Mann, so um die 75 oder 80, dessen Fundament es war, dass alle jüngeren auf die Alten hören sollten, weil diese Generation Kriege mitmachte und etwas in ihrem Leben geleistet hatten und weil die Jugend grundsätzlich eh nichts taugt. Außerdem erinnert das Schlangestehen nur an den Krieg und alle sind sowieso nur Nazis oder sonstige Verbrecher. Wenn er einen neuen Terminplan für die kommende Woche bekam, zerknüllte er ihn und spülte ihn herzhaft die Toilette hinunter. Jedem erzählte er das. Außerdem ist sowieso alles Bockmist hier. Ja früher, früher war alles besser. Da herrschte Zucht und Ordnung, und nicht so eine Belagerung wie hier. Es war in der gesamten Klinik kein weiterer Kriegsveteran zu finden und so fand er bei anderen Patienten wenig Zustimmung zu seiner Meinung. Irgendwann war er von so wenig

Anteilnahme im ehemaligen Reich enttäuscht und verzog sich. Ich empfand ihn jetzt nicht böse sondern nur zum Schmunzeln, weil ich mir auch schon die Hände während der Arbeit schmutzig machte und immer dachte, dass ich auch nicht vollkommen faul sei. Im Übrigen kam das alles von seiner Generation gewählte, und nicht funktionierende Generationenprinzip, also die Idee mit der Rentenversicherung, an der ich mich notgedrungen beteiligte, und er jetzt auch. Allerdings jetzt aus einer anderen Richtung. Ja, wir Jungen haben auch unsere Vorurteile.

Als ich mit meiner Frau einmal zum Kakao trinken in dem zweckentfremdeten Speisesaal war, denn zwischen den Mahlzeiten stand er als Empfangszimmer zur Verfügung, beobachteten wir einen älteren Mann, der sich mit der Bedienung unterhielt. Er war ganz alleine zu Hause und musste sich beim Gehen mit einem sogenannten Rollator behelfen. Er sagte, dass er eben gerade mitgeteilt bekam, er sollte Morgen aus der Klinik entlassen werden soll. Keiner ist zu Hause und unterstütze ihn. Er fing an zu heulen. Ich musste, peinlich berührt, wegschauen damit ich nicht mitmache. Er tat mir richtig Leid. Auch schon alleine deswegen, dass ich keine andere Möglichkeit für mich sah als weg zu schauen. Was soll man in einem solchen Fall tun? Erfahrung hatte ich damit nicht. Peinlich berührt war ich deshalb, weil ich eine Frau habe die sich rührend um mich kümmert, und Kinder, die, so sagt man, Leben in die Bude bringen. Er aber hatte nichts. Man fühlt sich übervorteilt.

Das Leben ist wie eine Ketchupflasche, mal kommt nichts, mal kommt alles.

Eine junge Frau hörte man, einmal angesprochen, bei jedem Essen reden. Nicht unbedingt lautstark, aber intensiv und anhaltend. Wie ein störendes Hintergrundgeräusch. Könnte man hinter diese redende Fassade blicken, vielleicht würde man einen Menschen sehen, der oft nichts zu sagen hat. Vielleicht einsam ist, auch unter Menschen, und sich darum mehr als ausreichend mitteilt. Man erkennt es daran, dass sich solche Personen oft umschauend vergewissern, dass sie möglichst viele Zuhörer in ihren Bann bekommen.

Ein stark übergewichtiger junger Mann, so Mitte zwanzig, nahm es der Bedienung sehr übel, dass er einen roten Punkt auf seiner Tischkarte stehen hatte. Es bedeutet eine Reduzierung auf 1.500 Kalorien. So wenig? Nach dem er sich ausgiebig beschwerte, bekam er, eine für solche Fälle gut vorbereitete schriftliche Erklärung mit dem „Für und Wider". Er hatte Schwierigkeiten das zu verstehen. Er las es zwei oder drei Mal durch, und wurde davon nicht satt. Das Buffet war in Reichweite und er musste nur hingehen und sich den Teller vollmachen. Dagegen konnte keiner was sagen. Wenn eine Diät nicht im Kopf anfängt, wirkt sie nicht. Und er brauchte sie wahrscheinlich dringend.

Vielleicht hätte auch nur ein Arzt es ihm in seiner einfachen Sprache erklären sollen. Manche Ärzte erklären zu kompliziert und manche Patienten nicken zu früh.

Das Buffet, diese fast unerschöpfliche Quelle, war sowieso eine ganz eigene Sache. Viele Raubritter umschwärmten sie als ob es kein Morgen mehr gäbe. Die Teller waren oft zum Brechen voll. Und die Augen der Mitesser riesig groß. Das Schlaraffenland wurde morgens und abends geplündert. Um sieben und um achtzehn Uhr war jeweils die Eröffnung, und zwanzig Minuten später war es kritisch, die Reste wurden abgenagt und nach einer Stunde konnte man nur noch die Tabletts abkehren. Oder eben die Überbleibsel auf den Tellern. Die Hauptsache ist, man macht sich über die Eingeweide des Buffets her, lädt möglichst viel auf seinen Teller ab, damit die Nachfolgenden nichts mehr bekommen und dann gesättigt vom Tisch aufsteht, um die Hälfte des guten Schinkens liegen zu lassen. Um das Bauwerk des guten Geschmacks sah es nach dem Essen immer wie geplündert aus. Der Steinfußboden, der den Teppichboden an dieser Stelle ablöste, war dazu bestimmt, Käse- und Schinkenscheiben zu einem Blätter- und Teergemisch ähnlichen Belag zu wandeln, den Motorradfahrer in den herbstlichen Kurven so schätzen. Muster aus Cornflakes und Paprikastreifen mit Milch befeuchtet, zierten schon kurz nach der Eröffnung des Buffets den Fußboden. Die Essensgäste waren eben Patienten die nicht immer geschickte und elegante Bewegungen drauf hatten. Ich bildete am Anfang keine Ausnahme. Nach den Dingen, die nach Isaac Newtons Erfindung den Weg nach unten strebten, konnte sich auch kaum einer bücken. Das Aufrichten war für die meisten sehr Schwierig. Es gab aber auch nette Menschen, die für andere das Gefallene aufhoben. Ich beobachtete von weitem, wie einer älteren Frau der Löffel aus dem Müsligemisch der Theke nach unten in den Matsch fiel. Sofort stand ein Mann, der nebenan saß, auf und zog den Löffel mit einem saugenden Geräusch aus dem Bodenbelag, so ähnlich wie Arthus mit Excalibur verfuhr, und steckte ihn, mit der Gewissheit der vollkommenen Höflichkeit wieder in das Müsli. Dass der Löffel etwas schwerer als vorher war störte den Mann nicht weiter. Müsli war in der Schale, am Boden und jetzt am Löffel. Nur eben Käse-Schinken-Wurst-Müsli.

Brötchen die gleich aussehen, können unter Umständen auch gleich schmecken. Davon kann man ausgehen. Es ist aber besser den Beweis zu fühlen. Man nimmt ein Brötchen aus dem Korb und presst den Daumen und die gegenüberliegenden Finger in das Brötchen. Das Ergebnis zeigt das ungefähre Alter und die Bissfestigkeit. Jeder kann mit seinem Brötchen letztendlich machen was er will. Aber wenn man wählerisch ist und man die endgültige Wahl noch nicht getroffen hat, kann man unbemerkt nach der Brötchenzange greifen und das ungewollte Brötchen abstreifen und sich einem neuen zuwenden. Dumm ist es nur wenn einer nebenan steht, der das Schauspiel beobachtet. Ganz dumm ist es zudem noch, wenn dieser Jemand auch noch was sagt: „Den andern Gästen wird so ein Brötchen bestimmt schmecken, Sie fassen das an und legen es wieder rein. Finden Sie das in Ordnung?" fragte ich höflich aber bestimmt, „Äh, ja also, nö, sehen Sie, ich hab das Brötchen jetzt doch auf meinen Teller gelegt, es ist wirklich das Brötchen, ehrlich". Peinlich, peinlich, da lautet doch das elfte Gebot: „Lass Dich nicht erwischen", und der Mann stellte sich trotz seines hohen Alters wie ein Unerfahrener an. Und ich sah, dass er der Störenfried aus dem Autogenen Training war.

Meine Tischkollegen waren immer auf der Suche nach Neuzugang. Am liebsten natürlich weiblicher Neuzugang. Oder wenigstens Neulinge die in ständiger Partylaune waren. Oft bevor ich erkannte, dass einige Tische neue Gäste beherbergten, wussten meine Nachbarn schon deren Namen und die ganze Geschichte die ein Patient notgedrungen mit sich bringt.

Ich hörte immer wie für den kommenden Abend oder Samstag drauf Verabredungen zu Privattherapien getroffen wurden. Und ich sah oft an den unausgeschlafenen Gesichtern oder den gestützten und dicken Köpfen, dass der gestrige Abend Erfolg hatte.

Alkohol war ja in dem gesamten Bereich der Klinik verboten. Deswegen schossen im Umland die Gaststätten wie Pilze aus dem Boden. Ich nehme an, sie verdienten mit dem abendlichen Rehabilitieren nicht schlecht. Es sei ihnen gegönnt.

Mich faszinierten auch immer die Unterhaltungen, wie günstig oder auch teuer, hier oder da ein Bier oder auch ein Schnitzel war. „Aber hier ist es doch noch günstiger, halt eben kostenlos" warf ich verständnislos ein. Ich wusste ja, dass einige beim Abendessen extra »nur« zwei oder drei Brote aßen, um im »Goldenen Hirsch« oder wie die Wirtschaft auch immer hieß, für nur fünf Euro noch ein Schnitzel genießen zu können. Ich war sprachlos. Vielleicht auch über mich. Wie anders war ich denn überhaupt, oder, von welchem Stern kam ich um angeschlagenen Schlaganfallpatienten das Ausspannen beim Umtrunk oder zweitem Abendessen nicht zu gönnen?

Von den Bedienungen im Klinikrestaurant sickerte, wie immer unter dem Siegel der Verschwiegenheit durch, dass ein Gast vor einigen Tagen ganz appetitlich, nach reichlichem Alkoholkonsum, seinen Magen in seinem Zimmer ausstülpte. Da freute sich bestimmt das Zimmermädchen. Ich nehme an, dass sich irgendein Sympathisant schützend über ihn warf. Ich an der Stelle der Reinigungskraft hätte den Mann beim lebendigen Leib minutenlang gewürgt und anschließend mit ihm aufgewischt. Aber er hatte Glück, er wurde nur aus der Klinik verwiesen. Mein Tischkollege Harald meinte, dass der Rententräger bestimmt einige finanzielle Anteile bei dem Mann holen wird. Teurer Umtrunk.

Wo ich schon mal bei Harald bin, dieser „scheinbar" lebenslustige Typ, wie schon erwähnt, hatte er vor kurzem den zweiten Schlaganfall erlebt, wurde von der Klinikleitung angesprochen, ob er mal kurz Zeit hätte. Der hiesige Regionalsender will eine Dokumentation über die Klinik drehen, die ja zumindest hier in der Umgebung die beste sei und da braucht man noch einen klinikerfahrenen Patienten. Es wurde über fünf Stunden gedreht, das Zimmer des Geschehens wurde wegen einer besseren Kameraperspektive mehrfach umgestellt, zwei Kameraleute drohten mit Selbstmord, mehrere Schwestern bekamen Nervenzusammenbrüche, der Chefarzt log nicht vor der Kamera und damit waren drei Minuten ausgewertetes Filmmaterial im Kasten. Am nächsten Tag wurde die Dokumentation zwei Mal im Fernsehen gezeigt, und wir alle waren nicht nur geschüttelt sondern auch gerührt einen solchen Helden in unseren Reihen zu haben. Drei Tage später sprach keiner mehr von ihm. Der Ruhm kommt und geht. Doch seine Stimmung wurde dadurch nicht schlechter, weil er ein Ende seines Aufenthalts sah und rückwärts zählte. Je kleiner diese Zahl, umso besser wurde seine Stimmung. Der letzte Tag ist blanke Euphorie. Den ganzen Tag höre ich ihn im Haus, in den Therapieräumen wenn ich durch die Flure zu einer Anwendung laufe, und vor dem Haus durch mein Zimmerfenster. Doch morgen wird auch das vorbei sein. Dann ist es wieder still.

Still bis auf das Vogelgezwitscher auf meinem Balkon. Hier haben Meisen genistet und das Ergebnis hat den Luftraum trotz den türkisfarbenen Fensterrahmen eingenommen. Ich bin allerdings kein Ornithologe und muss zu meiner Schande gestehen, dass ich den Unterschied zwischen einer Meise, einem Fink oder einem Spatz, und was es da sonst noch in dieser Größe gibt, nicht erkenne. Hier erkenne ich Nachholbedarf und werde mich über die jeweiligen

Unterschiede informieren. Doch ich sah das als Möglichkeit einer zusätzlichen sozialen Therapie und adoptierte sogleich die ganze Meisenfamilie. Ich legte aus Langeweile zerkrümeltes Knäckebrot als Köder aus. Als Dank dafür weckten sie mich morgens um fünf Uhr, weil sie Hunger hatten und wussten, dass ich noch Nachschub im Schrank hatte. Ich wusste am Anfang noch nicht, dass die Tagesdosis einer fünfköpfigen Meisentruppe durchschnittlich bis zu vier Knäckebrotscheiben beträgt. Ständig war ich am Nachladen und die Holzbalken des Balkonbodens bedankten sich bei mir wegen der optischen Veränderung. Das Leben, auch bei den Vögeln, ist ein ständiges Geben und Nehmen. Sie bekamen das Brot, und die Holzplanken die Reste ihrer Verdauung.

Es war sehr beruhigend einfach hinter der Balkontür zu sitzen und den Meiseneltern beim Füttern der Jungen zuzusehen. Den Balkon teilte ich übrigens mit zwei älteren Damen des Zimmers nebenan. Wer von den Jungen gerade nichts von seiner gefiederten Mutter in den Schnabel gesteckt bekam, der versuchte eben selbst etwas aufzupicken. Ich schrieb an meinem Laptop einige dieser Zeilen und hinter mir piepste es von mittlerweile acht Meisen. Es hatte sich in der Tierwelt herum gesprochen, dass es vor meiner Tür „geklautes" Knäckebrot zu knabbern gab. Manchmal drehte ich meinen Sessel herum, damit ich auch mal die Außenwelt betrachten konnte. Bei den gekalkten und ehemals durchweg braunen Holzplanken mit den letzten noch nicht verzehrten Krümeln fing ich an, meinen Blick über das Geländer schweifen zu lassen. Ich sah die Bäume gegenüber und die zwei Windräder in der Nähe der unhörbaren, aber belebten Autobahn. Die ungleichmäßigen und bewaldeten Hügel mitten im Taunus mit seinen Farbmischungen. Dunkles Grün der Bäume in weiter Ferne, braune und beige Farben der schon gerodeten Felder, das satte helle Grün der Wiesen. Ich sah das helle Gelb mit weißem Kontrast, Moment mal, Gelb mit weißem Kontrast? Die Rapsernte ist schon längst vorbei, dachte ich und mein Blick wurde von einer reizvollen Unterhose einer der Damen nebenan eingefangen, die mich auf meiner Balkonseite plötzlich erstarren ließ. Frech wurde sie auf meine Seite gehängt und drängte sich jetzt appetitlich meinen Augen auf. Gegen Damenunterwäsche habe ich ja im Allgemeinen nichts, doch die Optik und die Proportion muss unbedingt stimmen. Und vor allen Dingen die Sauberkeit. Wenn das alles nicht gegeben ist, dann bitte nicht vor meinen Augen. Ich bedankte mich schriftlich für die gute Aussicht und hängte den Zettel mit geschlossenen Augen neben das Korpus Delicti an die Leine und kapselte mich vorerst von der Außenwelt ab. Und das mittels eines blickdichten Vorhangs.

Nach einiger Zeit hörte ich Schritte auf dem Balkon, ein Zupfen an der Leine und ich blickte durch die Ritzen des Vorhangs. Das Wäschestück des Anstoßes wurde entfernt, und meine Nachricht zierte jetzt vorwurfsvoll die verwaiste Leine. Ich hütete mich die Leine vor dem nächsten Regen anzufassen. Jeder hat eine andere Auffassung von dem was er seinen Mitmenschen gerne von sich zumutet.

Einen Tag später wurde ich von einer dieser Damen angesprochen. Sie war ganz nett und im Gegensatz zu ihrer Zimmergenossin geistig sehr fit. Die andere war verwirrt und irrte oft völlig orientierungslos auf dem Flur hin und her. Wenn eine Zimmertür offen stand, ging sie hinein, weil sie vermutete hier zu wohnen. Die Schwestern hatten ihre liebe Not, die alte Dame ständig einzufangen und sie in ihr richtiges Bett einzupacken. Sie war es natürlich auch mit der Reizwäsche auf dem Balkon. Die, die mich ansprach sagte entschuldigend zu mir: „Ich war das aber nicht mit der Unterhose auf dem Balkon". „Ich dachte es mir", sagte ich „Ihnen hätte ich das auch nicht zugetraut". Ich verkniff mir ein „Sie haben bestimmt schönere Sachen", aber ab einem gewissen Alter sollte man mit reiferen Damen nicht mehr solche Witze reißen. Sie beruhigte mich aber, in dem sie mir erzählte, dass ihre Nachbarin heute auszieht. Ich sagte: „Prima, dann haben Sie ja mehr Ruhe in Ihrem Zimmer, und ich in Zukunft einen ungetrübten Ausblick". Ich lächelte dabei, damit sie merkte, dass ich nicht mehr sauer über die Zweckentfremdung meiner Balkonseite war.

Nach etwa acht Wochen wurde an meinem Tisch innerhalb weniger Tage die gesamte Mannschaft gegen drei Vertreterinnen der Damenwelt ausgetauscht. Ich fühlte mich ja in der alten Konstellation wie ein fünftes Rad am Wagen. Ich konnte kein Thema aufbringen, mit dem ich mich ernsthaft mit meinen Tischkameraden unterhalten konnte. Denn die Fetzen der Gesprächsinhalte, die an meine Ohren drangen, waren nur bedingt dazu geeignet, mein seelisches Gleichgewicht gerade zu rücken. Ja, und für Kneipengespräche war ich noch nie zu haben. Ich hatte Glück mit dem neuen Umgang und freute mich über den sehr viel angenehmeren Ton der jetzt herrschte. Außerdem hatte ich eine kurzzeitige Schreibblockade und somit konnte ich eine gar dreifache Muse gut gebrauchen. Wir lachten viel und konnten aus Spaß, denn aus vollem Ernst macht das keine Frau, ein bisschen die Auftritte anderer Menschen kritisieren. Natürlich ging es nicht um die Gebrechen anderer, sondern mehr um ein nettes »Über andere Tratschen«, über die Marotten der Menschen, die uns umgaben. Ich fand es nett. Gesprächsstoff gab es zu genüge und wurde frei Haus geliefert. Teils über die Zustände in der Reha-Klinik und zum Teil über die Ärzte oder deren Eigenschaften. Und Erfahrungen über andere Krankenhäuser hatten wir sowieso und die waren auch zum Mitteilen geeignet.

Die eine hatte eine schwere Kopfoperation erfolgreich hinter sich gebracht, die andere litt an einem schwachen Herzen, das auch noch einen Thrombosepfropfen ins Gehirn schickte und die dritte hatte erst vor kurzem, genauso wie ich, einen Schlaganfall erlitten. Jeder bringt seine Geschichte mit und Frauen sprechen ganz anders über ihre Probleme. Keine von ihnen rauchte oder hatte Merkmale in dem man den Grund für ihre jeweilige Krankheit fand, und doch trafen Schicksalsschläge ein.

Da ich mit der ersten Truppe, die mit mir den Tisch teilte, nicht allzu viel anfangen konnte, stand ich nach dem Essen auf und ging in mein Zimmer, sobald der letzte Bissen unten war. Doch jetzt war das völlig anders. Beim jedem Essen fand sich ein Gesprächsthema und nach dem Abendessen verplapperten wir uns oft so lange, dass wir meist die letzten im Speisesaal waren und von der Bedienung fast schon rausgeschmissen wurden. Ich sammelte natürlich den Gesprächsstoff für meine Notizen, damit mein Buch über die Prospektgröße hinaus kam.

Viele Denkanstöße und schlimme Geschichten lagen hinter jeder Krankheit. Hinter jedem Grund der Einlieferung zur Reha.

Erika wurde am Kopf operiert, was ich als das schlimmste an unserem Tisch erachtete. Vor allen Dingen, weil es mehrere Operationen waren die sich über einige Jahre hinzogen. Auch die Vorbereitung zu jeder Operation und natürlich auch die Diagnose die irgendwann gestellt wurde. All das zerrt mit Sicherheit an den Nerven, weil man so lange Zeit mit seinem Zustand verbringt. Man hängt in der Warteschleife und hat Angst, dass es nichts Schlimmeres ist, oder wird. Die Operation dauert lange und die Möglichkeit, dass der Chirurg mehr findet als das, was vorher diagnostiziert wurde, ist natürlich recht hoch. Der Körper verändert sich und die Angehörigen, so kann ich es mir vorstellen, reagieren so unterschiedlich und vielfältig, so viele Mitmenschen es sind. Ich habe jetzt, wo ich so viele Dinge durchgemacht habe, eine Achtung vor Menschen die solche Operationen und die Dinge, die danach kommen, überstehen. Und es bleibt ihnen keine Wahl es nicht zu tun.

Erikas linker Augenbereich war ständig mit Flüssigkeit gefüllt, die sich eben nach solchen Operationen unter der Haut ansammelten und auch der Operationsstelle am nächsten liegen. Hier werden sogenannte Lymphdrainagen verordnet, die ein guter Therapeut, der eine einschlägige Zusatzausbildung vorweisen muss, anwenden kann. Die Oberärztin sah das natürlich nicht zwingend ein, weil auch in dieser Klinik die Sparschraube angesetzt wurde. „Aber mein Chirurg hatte gerade das dringend empfohlen, stellen Sie etwa gegen einen solchen Arzt eine andere Diagnose?", fragte Erika mit starkem Nachdruck. Frau Dr. Schwab war sich momentan nicht mehr 100 % sicher und konnte wahrscheinlich diese Verantwortung nicht auf ihren schmalen Schultern vertragen. Das Verantworten von 35,€ für jeden therapeutischen Einsatz war hierfür wesentlich geeigneter.

Brigitte hatte eine Herzschwäche. Zusätzlich wurde bei ihr ein schon lange bestehender Thrombus entdeckt. Dieser hat sich zu allem Unglück noch geteilt und somit splitterte ein Stück bis zur Versorgung des Gehirns. Das Herz musste trotz seiner Schwäche sehr viel leisten. Ihr Übergewicht plagte sich natürlich mit jeder zusätzlichen Leistung herum. Und jeder, mich eingeschlossen, der schon einmal versucht hat auf Dauer, und ich meine wirklich dauerhaft, einige Pfunde zu verlieren und das reduzierte Gewicht mit stolz ein oder zwei Jahre später immer noch vorweisen zu können, der weiß, wie schwer das jeden Tag ist. Jedes Essen wird mit traurigen Augen angeschaut und weil man nicht immer so traurig aussehen will, isst man heimlich doch mehr, und nach außen hin weniger, damit man zu dem vermeintlich Gesunden oder Normalen zurückkehrt. Unbewusst tut man es auch zur Beruhigung der Anderen. Doch es bleibt ein täglicher Kampf auf lange Zeit. Oder man findet sich damit ab und sagt anderen, dass man sich eben so wie man ist, wohl fühlt. Aber es ist eine Lüge und das weiß man auch. Wenn man den Entschluss zum Abnehmen ernsthaft gefasst hat, braucht man nicht nur etwas weniger Essen, sondern zudem noch die Hilfe von den Mitmenschen. Und natürlich von Ärzten, sofern sie welche sind, ich meine ärztlich verordnete Mitmenschen. Diese Ärzte müssen sogar gegen ihre Natur wissen, welche Verhaltensregeln von denen die abnehmen wollen, zukünftig eingehalten werden sollen. Und merkwürdiger Weise auch welche Therapien verabreicht werden können.

Wenn das Abnehmen, falsche Therapien, unverlässliche Technik und gleichwertige Ärzte auf einen Punkt zielen, kommen nur Dinge heraus, über die man nur kopfschüttelnd schreiben kann.

Der Tag begann für Brigitte ganz ahnungslos, doch ohne Frühstück. Die rehabilitierte Terminhetze schloss das Frühstücken erst mal aus. Zuerst eine Walking Tour auf ungeübten Beinen, damit in dem Auf und Ab des Geländes der nüchterne Puls nach oben geht. Danach geht es verschwitzt und angestrengt zum Stanger-Bad. Von diesem Bad schrieb ich am Anfang des Kapitels: Therapiert. In der Stanger-Bad-Umgebung haben mit Sicherheit alle Mitarbeiterinnen Kiemen statt Lungen, denn normale Menschen konnten hier nicht atmen. Als Schutzmechanismus oder als Ausrede ging ihr Puls in der großen Wanne runter. Natürlich weiter als er sollte. Dann wurde es Brigitte so schlecht, dass sie nur noch in ihr Zimmer robben konnte. Doch zuvor versuchte eine Therapeutin ihr noch den Blutdruck zu messen. Der war aber schon nicht mehr vorhanden. Brigittes einziger Gedanke hieß nur noch: Bett. Doch auch hier wurde es nicht besser, so dass sie den Notruf der Schwestern drückte. Und noch mal. Und noch mal. Und so weiter. Dieser Notruf entpuppte sich als sehr zurückhaltend, denn keiner kam. Patientenrufanlagen werden mindestens vier Mal im Jahr geprüft, es ist allerdings fraglich, wann diese das letzte Mal funktioniert hat. Nach 20 Minuten rührten sich noch immer keine Schwester und auch kein Arzt. Aber Brigitte hatte zum Glück die Handy-Nummer einer Zimmernachbarin dabei. Sie hieß Devi, es war der Name einer hinduistischen Göttin aus dem 6. Jahrhundert, vielleicht erinnert sich der ein oder andere ältere Leser noch dran, doch Devi reagierte teuflisch und das mit Recht. Sie schrie und trommelte in der Eingangshalle alles zusammen, was nur annähernd so etwas wie einen weißen Kittel trug. Die Maler ließen sich schnell aussortieren. Alles stürmte jetzt nach oben in Brigittes Zimmer. Es gab wenig Verletzte auf dem Weg dorthin. Dr. Becherowski war dann doch schnell zur Stelle, er war das Eilen noch vom ehemaligen Eishockey gewöhnt. Der hundertfach geübte Griff mit der gesamten Hand um das pulsierende Handgelenk gab den nach unten gesackten Blutdruck als grobgeschätzten Messwert preis. Pulsmessen haben viele Patienten etwas anders in Erinnerung, zumal Brigitte beruflich vorbelastet war und sich damit etwas auskannte. Die gestellte Diagnose hieß: „Dringend müssen Sie Diätberaterin aufsuchen. Sind Sie einfach zu kräftig jetzt" sagte der - etwas zu mollige - Arzt in seinem abfließenden deutsch. Dass

Brigitte nicht wirklich zierlich war, wusste sie auch. Und dass einige ihrer Schwierigkeiten dadurch verursacht wurden, wusste sie nur zu gut. Aber jetzt im Moment ging es ihr schlecht und sie sah keine Möglichkeit in den nächsten zehn Minuten das gewünschte Gardemaß von 56 kg zu erreichen. Doch die vernichtende Diagnose war gestellt und die einzig mögliche Lösung war somit auch parat. Der Blutdruck wurde ja zuvor mit der neuen, uns Patienten unbekannten »Gelenk-Pressur-Meßmethode«, auch festgestellt, somit war kein Zweifel und keine Frage offen.

Offen waren nur noch die Münder derer, die das Spektakel mitbekamen. Manchmal ist man froh, dass man gesund ist und keinen Arzt dieser Sorte braucht. Auf solche Lichtgestalten kann man getrost verzichten.

Die dritte neue Tischnachbarin war Sonja. Sie hatte erst vor kurzem einen Schlaganfall. Von ihrem Lebensgefährten wurde es vermutet und er nahm es sich heraus, diese Vermutung auszusprechen. Und schon war der Streit da.

Doch der Partner hatte Recht. Sie war eigentlich das durchschnittliche Schlaganfallopfer. Sie war jung, und ich weiß, dass sie fast vierzig war, doch ich verrate es nicht weil sie nicht danach aussah. Im Übrigen sieht ja jede Frau wie maximal 39 aus. Sie war agil und schlank, stand mitten im Leben. Und gerade deshalb trifft es diese Art von Menschen.

Der Schlaganfall betrifft nur alte Menschen, so etwa ab 25, zumindest stand es so in einem Zeitungsbericht.

Sie war das, was man eine starke Frau nennen konnte, also innerlich sehr gefestigt, und doch erfuhr ich von ihr, dass sie sich mit den gleichen Ängsten herum schlug. Die Gleichen wie ich. Wenn sie sich zu weit von der Klinik entfernte, überkam sie ein Gefühl der Unruhe. Die Sonne machte ihr seit dem zu schaffen, obwohl sie wärme liebend war. Und sogar der Wetterumschwung machte ihr Schwierigkeiten. Das war auch für mich nie ein Thema, das hatten ja nur alte Leute. Und jetzt ich. Doch ich erfuhr von einer Psychologin, dass Wetterfühligkeit bei Schlagangefallenen normal sei. Warum sprach kein Arzt davon, wenn es doch so normal ist?

Sonja hatte auch vor längerer Zeit mit dem Rauchen aufgehört, was auch vernünftig ist. Und in diesem unserem Zustand ist es für die innere Heilung äußerst wichtig. Und gefestigte Menschen hatten mit dieser Art Sucht sowieso abgeschlossen. Ein Mitpatient trat irgendwann an unseren Tisch und sagte: „Ich war unten in der Stadt und habe Dir ein Päckchen mitgebracht". Sie verstaute die weiß-goldene Schachtel peinlich berührt in ihrer Klarsichthülle des Patientenlaufzettels.

Ab einem gewissen Alter wird man mündig, das heißt, man kann alles für sich selbst entscheiden und kann sein Leben ohne Verbesserung der anderen meistern. So stand es mir nicht zu, etwas zu sagen, doch ich blickte sie besorgt an und sagte leise: „Das ist nicht das Gesündeste, was Du da tust". Sie schaute mich an und es sah wie eine Entschuldigung aus. Schmeiß die Dinger aus dem Fenster, dachte ich mir und hoffte, dass sie das in meinem Blick lesen konnte.

Am Tisch des Speiseraumes wird man willkürlich zusammen gewürfelt und doch lernt man sich wenigstens so oberflächlich kennen, dass man seinem Gegenüber schnellste Heilung gönnt und auch wünscht. Und man macht sich doch mehr Sorgen, um einen Unbekannten als früher, auch wenn es nach der Entlassung ziemlich unwahrscheinlich ist, dass man sich wieder sieht. Aber für den Fall, dass so ein Zufall den Weg kreuzt, so will man doch den anderen in bester Gesundheit sehen.

Ich habe gelernt, andere Menschen mit mehr Mitgefühl zu sehen, und ich meine nicht Mitleid. Zuhören und Interesse an anderen zu haben, diese Gabe habe ich verstärkt ausgebaut. Oder erst bekommen?

Versuche zu verstehen. Versuche Dich zu Interessieren. Versuche mitzufühlen, damit Du weißt, wie ein anderer fühlt. Versuche hinein zu blicken, hinter die Fassade, um zu spüren, wie die Sicht von dort aus auf Dich selbst aussieht.

•

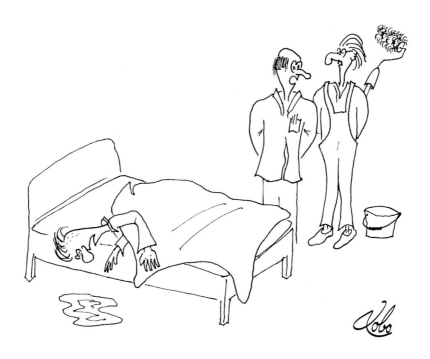

Wir sollten den Zustand des Patienten noch eine Woche beobachten bevor wir eingreifen!

Kapitel 28: Abstecher ins Krankenhaus

Es hieß ja, dass im Rhythmus von sechs Wochen meine Schilddrüse vom Spezialisten, also Dr. Michael, in der Klinik, in der ich die ersten vier Wochen nach meinem Schlaganfall verbrachte, untersucht werden soll. Dieser Zyklus war jetzt an der ersten Hürde und meine Frau fuhr mich und mein mulmiges Gefühl in die Klinik zurück. Zurück wo meine Psychen, die ich jetzt mit mir herum schleppte, begannen. Ich war aber verwundert über mich selbst, dass ich so mutig aus dem Auto ausstieg und mich angeregt unterhaltend in die Richtung des Krankenhauses begab. Ich wunderte mich natürlich auch darüber, dass die Tablette, die ich vorher nahm, trotzdem wirkte. Ganz gelöst saß ich im Wartezimmer und ging, nachdem ich aufgerufen wurde, mit meiner Frau in das Sprechzimmer zu Dr. Michael hinein. Vorsorglich hatte ich, natürlich mit dem Hintergrund, dass mir hier kein Blut abgenommen wird, die letzten Untersuchungsergebnisse der Reha mitgebracht. Dort gab es ja keine oder nur noch geringste Probleme dabei. Stolz zeigte ich die Ergebnisse vor, sie waren erst fünf Tage alt und somit super aktuell. Die Werte waren zu seiner Überraschung mittlerweile innerhalb des Grenzbereichs. Er verordnete mir gleich, dass ich für die nächsten Wochen nur noch ein Drittel der bisherigen Dosis meiner Schilddrüsentabletten nehmen soll. Somit geht der Wert wieder nach oben und muss dann pendelnd eingestellt werden. Wir mussten uns also künftig alle 14 Tage sehen. Er verabschiedete sich dann mit den Worten: „Alles Gute. Und nehmen Sie dann gegenüber zum Blutabnehmen Platz". Ich musste schlucken und riss mich zusammen. Auch hier wurde ich aufgerufen und ich fragte die Schwester belanglos „Darf ich mich auch hinlegen?". „Natürlich", flötete sie, als ob sie nichts Böses im Schilde führte. Sie nahm die Nadel und stach diese in meine linke Armbeuge.

Ich hatte mal als Kind meiner Mutter zugeschaut als sie nach einem Ring, der in das Siphon des Waschbeckens im Badezimmer gefallen war, mit einem Draht in drehender Bewegung stocherte.

Ich weiß nicht mehr, ob ihr es gelang.

Ich konnte nur noch ein kurzes „Bitte hören Sie damit auf und nehmen Sie den anderen Arm" heraus bringen.

Ich dachte daran, dass ich heute Morgen eigentlich einen Termin zum Zapfen in der Reha auf den nächsten Tag verschoben hatte. Also zwei Mal Zapfen in dieser Woche. Nach diesem Erlebnis war mir das zuviel. Doch es kam mir ein rettender Gedanke. „Wo Sie sowieso die Nadel gerade drin haben, können Sie mir nicht eine Ampulle mehr abnehmen? Dann kann damit gleich der Quick-Wert für die Reha gemessen werden, die Analysen werden doch auch hier im Labor der Klinik gemacht.". Die piepste kurz, „Ach so, ich frage mal nach". Und dann ließ sie mich mit der Nadel im Arm einfach so liegen, drehte sich um und lief weg. Ich konzentrierte mich auf einen Punkt an der Decke und versuchte die Zeit für mich anzuhalten, als ich plötzlich meine Frau mit dem üblichen Satz von draußen hörte: „Schatz, ist was mit Dir? Geht's Dir gut?". Sie wusste ja, dass das Zapfen nicht meine große Stärke ist, es ist ja auch schon einiges mit mir währenddessen passiert. Und dann lief auch noch die Schwester schnell in Richtung Ärztezimmer an ihr vorbei. Sie kam schnell ins Zimmer und sah mich blass und starr über der Liege schweben. Da kam die Schwester wieder rein und sagte, während sie mich von der Nadel befreite: „Leider können wir die eine Ampulle wegwerfen, aus Abrechnungsgründen geht das nicht".

Es lebe die Bürokratie, ich habe die Löcher in der Haut und nicht sie. Meine Frau hatte zwischenzeitlich die kommenden Termine ausgemacht. Ich stand auf, ging mit geradem Gang und einem kurzen „Tschüss" am Empfang vorbei und wie an einer Schnur gezogen durch das Treppenhaus, durch die Gänge, durch den Eingangsbereich, über den Parkplatz und in Richtung Wagen. Auf diesem Weg hörte ich meine Frau öfters nach mir rufen. Ich tat so, als hörte ich es nicht. Ich wollte nur noch raus. Meine beiden Armbeugen schmerzten. Die linke Beuge pochte vorwurfsvoll im Herztakt. Die Schwester hatte mit Sicherheit so was Unwichtiges wie eine Venenklappe getroffen und sie samt Scharnieren aus der

Verankerung gerissen. Der Schmerz ließ erst zwei Tage später nach, doch ein merkwürdiges Gefühl, das etwas im Inneren der Vene nicht mehr stimmt, spüre ich heute noch. Auf jeder Armbeuge erinnerte mich ein dicker roter Punkt an die Blutsuche dieser Schwester. Mir reichte es fürs Erste. Wir wollten zwar noch einiges erledigen, aber ich bat meine Frau mich so schnell es geht in die Reha zurück zu fahren. Na, der Tag war für mich gelaufen. Nur wegen so einem winzig kleinen Stück medizinischem Stahl, an dem eine Schwester und mein Blut dran klebte. Im Zimmer der Reha angekommen, wurde ich durch die übliche Mitteilungskarte daran erinnert, was ich am nächsten Morgen zu tun hatte.

Diese Qual möchte ich mir das nächste Mal ersparen. Und so kämpfte ich bei meinem zuständigen Arzt um die Änderung des jetzigen Verfahrens. Künftig möchte ich folgende Reihenfolge: in der Reha wird in gewohnter Weise das Blut abgenommen, eben etwas mehr als sonst (wo wir doch schon mal dabei sind), zur erweiterten Ermittlung der Schilddrüsenwerte, und dann ins Labor der Klinik gesandt, und er stimmte sofort zu. Das Ergebnis kommt sowieso auf dem Postweg zur Reha, vorher wird eine Kopie gemacht und die kommt innerhalb der Hauspost an den Schilddrüsen-Doktor.

Das Leben kann so einfach sein, wenn man die Bürokratie für sich arbeiten lässt. Mal sehen, ob mir was Ähnliches einfällt, wenn ich wieder bei meinem Hausarzt in Behandlung bin.

•

Kapitel 29: Ärzte zu Besuch

Einmal in der Woche, genauer alle sieben Tage, genauer jeden Montag, läuteten für die Schwestern die Alarmglocken der Chef- oder zumindest Oberarzt-Visite. Für die meisten Patienten bedeutete es, dass sie zumeist regungslos in ihren Zimmern verharrten, bis der durch den Patientenlaufzettel angekündigte Besuch auch wirklich kam. Die Uhrzeit war sehr vage angegeben. Von Zimmer zu Zimmer und mit beharrlicher Langsamkeit arbeitete sich der Rollwagen mit den Krankendatenblättern unermüdlich über den teils gekachelten und teils mit Teppichboden überdeckten Klinikflur. Man hörte das Rattern der Rollen, wenn er sich wieder ein Zimmer weiter bewegte. Selten blieb er länger als zehn Minuten auf einer Stelle. Es sei denn, ja es sei denn, es war ein kritischer oder wissbegieriger Patient im Zimmer, der die Ärzte-Armada aufhielt. Es gab nicht viele davon. Ich war einer dieser Patienten. Ich hatte gewöhnlich an den Vorabenden jeder Visite Langeweile und schrieb mir auf, was ich fragen konnte. Natürlich nichts Willkürliches, sondern immer etwas, dass mein Thema betraf. Für mich waren es wichtige Fragen, wie diese: „Warum wird das Zittern im Bein nicht therapiert, wann bekomme ich Ergotherapien und welche Blutwerte habe ich?". Und so weiter. Meine MRT-Scanns, die im Krankenhaus gemacht wurden, waren für einen Arzt bestimmt so aufschlussreich und nötig, wie Schaltpläne für einen Elektroniker. Ich fragte, natürlich weil ich schon oft darauf hinwies, dass diese Bilder mal angefordert werden sollten. Sie wurden noch nicht. Ich leistete nochmals eine Unterschrift zur Anforderung. Jetzt wurden sie es. Nach über zwei Wochen kam der gesandte Bote zu Fuß wieder mit den Bildern aus der Klinik zurück. Ich bekam sie auch gleich ausgehändigt. Meine Krankenkasse hat sie ja schließlich bezahlt, also waren die Bilder auch mir. Und ich verstaute sie gut sichtbar auf dem unbenutzten Nachbarbett. Weil ich ja ständig nach den Bildern bei Visiten und sonstigen Gelegenheiten fragte, konnte ich mir vorstellen, dass die Bilder auch von den Ärzten neugierig empfangen wurden. Keiner der Reha-Ärzte wusste schließlich, was ich genau hatte und wie ich therapeutisch zu belasten oder zu behandeln war. Durch einen neugierigen Blick darauf konnte Klarheit geschaffen werden. Als Arzt hätte ich das so gemacht, erst recht, um bei einem nervenden Patienten nicht ganz so doof da zu stehen. Bei der kommenden Visite kam der Chefarzt persönlich. „Haben Sie schon einen Blick auf meine Bilder gewagt seit dem sie hier in der Klinik sind?" fragte ich neugierig. Er sagte entschuldigend: „Ja, aber nur flüchtig". „Wie haben Sie das gemacht?", fragte ich frech zurück, „Die Dinger liegen die ganze Zeit ausschließlich hier auf meinem Zimmer", sagte ich und zeigte ihm, nachdem ich die Bettdecke zurückschlug, die auf dem Bett ausgelegte Vernissage. Er fühlte sich sichtlich ins Boxhorn gejagt. Selbst dran Schuld, dachte ich. „Sorgen" sagte ich dann mit gespielter medizinischer Überlegenheit, „Sorgen macht mir die Abbildung dieser dicken Ader mit dem Thrombosesack und das Blutgerinnsel gegenüber". Ich machte mir da wirklich Sorgen, aber Patienten sollten sich lieber wie früher nicht so viele Gedanken um Medizin machen. Da gibt es nichts zu verstehen, das ist nun mal so. Er fragte verteidigend: „Was sind Sie von Beruf?", jedoch wollte er das gar nicht wissen, sondern sprach über meine Antwort: „Es ist nicht Ihr Beruf das zu verstehen". „Es geht hier aber um mich", wand ich herausfordernd ein. Frag bloß nicht und nimm es hin. Ich bekam wieder keine Antwort über meinen Zustand. Stattdessen zog der Chefarzt eine modifizierte Taschenlampe mit einer Skala zum Durchschauen aus der Kitteltasche. Er hielt sie mit der leuchtenden Seite nacheinander an beide Augen und schaute in mein Inneres. Als ob er die von mir angesprochene Sinusvene durch meine Augen sehen könnte. Danach nickte er interessiert und gab das Ding an seinen Kollegen weiter. Geheimnisvoll machten sie einige positiven Bemerkungen über das, was sie gesehen haben, und ließen mich mit einem guten Gefühl zurück. Ich war richtig erleichtert.

Erleichtert darüber, dass ich nicht der einzige Spitzbube auf der Welt bin. Wie oft habe ich bei schwierigen Kunden mit einem Multimeter, das ist ein Messgerät mit dem man Spannungen, Ströme und Widerstände von Stromkreisen messen kann, nicht nur die angegebenen Einheiten, sondern auch Erdstrahlen, Temperaturen und Wasseradern aufgespürt. Man muss nur wissen was einige Leute wirklich hören wollen und muss sehr überzeugend sein, na ja, und natürlich ein gut gespieltes Pokerface drauf haben. Das Feststellen von fragwürdigen Schwangerschaften habe ich aber rechtzeitig abgelehnt. Die Kunden, weil sie es glauben wollten, waren mir zum Teil richtig dankbar. Doch kannte ich diesen Taschenspielertrick und musste, als die Weißkittel das Zimmer verlassen hatten, laut loslachen.

Sehr Beeindruckend war auch Frau Dr. Zwetschge, eine Ärztin und keine Doktorin, also eben nur Frau Zwetschge, mit einem Akzent aus dem Balkan, die mir, als ich ihr von meiner immer noch tauben Stelle in der Handfläche und den zwei tauben Fingern erzählte, doch tatsächlich die Frage stellte, ob mich das stören würde.

Nein, das stört nicht, ich wollte doch schon immer mal so eine taube Stelle haben. Ist doch ganz nett.

Ich war wirklich erstaunt und machte die übliche Gegenfrage: „Würde Sie das stören?". „Es geht hier nicht um mich", kam schnell die Retoure. Und sie müsse das ja wissen, denn sie käme ja aus der Psychiatrie. Ich überlegte, ob das durch die Tür oder über den Zaun geschah, und stellte mir vor, dass diese Körperfülle bestimmt nicht gut klettern konnte, es sei denn, sie kennt sich außerdem auch mit wirkungsvollen Sportanabolika aus.

Auf der anderen Seite sagte sie zu mir, ich solle mir nicht so viele Gedanken über den Verlauf meiner Krankheit oder meinen Zustand machen. Wenn ich dauernd darüber nachdenke, werden gerade bei Patienten meines Schlages die Symptome nicht besser, sondern eher schlechter. Damit mag sie wohl Recht haben, aber es ist sehr schwer für mich hier meine Neugier zu unterdrücken.

Die Ausbildungsthemen der Ärzte sind natürlich breit gefächert. Nicht nur anatomische Stoffe werden gelehrt. Da der Arzt sich nicht nur mit Medikamenten befasst, sondern auch mit Menschen verkehrt, wird auch ansatzweise das Psychologische gestreift. Der Umgang mit alltäglichen, ausgefallenen sowie peinlichen Fragen muss natürlich sitzen. Wie feinfühlig sich ein Chefarzt diesem Thema widmet, wird immer als Vorbild für die untergebenen Ärzte erkannt. Vor allem die jungen Patienten sind sich nicht immer der Tragweite ihrer Fragestellungen bewusst. Die physikalische Auswirkung im Kopf und der emotionalen Hirnhälfte konnte sich vielleicht mit gerissenen Äderchen oder einer Verschlechterung des Gesamtzustandes einstellen. Eine junge Frau, vielleicht Anfang zwanzig, wollte nur wissen, ob es ratsam sei, auf die praktische Seite zwischenmenschlicher Beziehungen und deren geschickten Ausführungen zu verzichten. Enthaltsamkeit oder Zuneigung? Der Chefarzt schaute daraufhin die junge Patientin während der Visite mit großen Augen an und verließ unter schallendem Gelächter das Zimmer. Dazu folgt meinerseits kein Kommentar.

Es ist doch merkwürdig wie sich die Zeiten wandeln. Vor vielleicht dreißig Jahren galt ein Arzt, in den Augen der meisten Patienten, als glanzvolles und gottgleiches Wesen. Keine Aussage wurde angezweifelt. Unfehlbarkeit wurde ihnen angehängt. Doch irgendwann bekam das Fundament, auf dem sie verankert waren, leichte Risse. Es wuchsen Patienten auf, teilweise noch selbst von selbsternannten Halbgöttern entbunden, die kritisch über die Worte dieser Gelehrten nachdachten und sie in die Enge trieben. Fragen waren da und es mussten Antworten her. Aufklärung war das neue Zauberwort. Die modernen Medien brachten ein riesiges Potential zu dieser Aufklärung mit und wurden mit großem Eifer genutzt. Aber auch neue Ärzte wuchsen in diese Zeit nach und konnten nichts anderes tun, als mit den Patienten zu arbeiten. Die Alten standen oft, wenn sie sich nicht anpassten, noch auf den Resten der versteinerten Sockel. Ich hatte das selbst erlebt, die meisten jungen Mediziner und Ärzte reagierten auf Fragen ganz selbstverständlich, wie auf jedes andere Gespräch auch. Die Aufgeschlossenen und Erfahrenen genauso. Doch es gab leider auch die Betonköpfe, die immer noch dachten, die Zeit wäre stehen geblieben. Aber das gleiche Stehenbleiben oder die fehlende Fähigkeit zur Wandlung spürte man auch unter den Patienten. „Der Arzt wird schon wissen, was er macht, ich selbst habe doch keine Ahnung davon". Warum man diese oder jene Tabletten nehmen musste, oder wie lange man therapiert oder nur behandelt wurde, lag im Ermessen des Arztes. Es gab also das Konservative und das Innovative vor und im Bett.

Ich erwähnte ja schon, dass ich ein lauter Patient bin. Laut, weil ich nicht den Mund halte, wenn es um mich und meine Gesundheit geht. Der Arzt, den ich nerve, ist nur so lange sauer auf mich, wie ich Kliniken und Rehabilitationsheime besetze, in denen er arbeitete, mein Körper aber begleitet mich womöglich noch den Rest meines ganzen Lebens.

Die geringe Zeit, auf die man Anspruch hat, mit dem Arzt zu reden, die Ergebnisse aus diesen kurzen Unterhaltungen, sind oft nichtssagend. Weil fast alles, was gesagt wurde, im Kurzzeitgedächtnis verschwindet. Wer erinnert sich bei einer beidseitigen Informationsflut an alle Einzelheiten? Ein großer Teil ist vergessen wenn der Arzt die Tür hinter sich zuschlägt. Immer speziellere Fachgebiete lassen den Glauben zu, dass für jede einzelne Frage der Kollege zuständig ist. Der hat aber heute einen Lehrgang, und morgen hat er Urlaub. Er bekommt aber einen Zettel auf den Schreibtisch. Doch morgen kommt die Putze und fegt gründlich durch.

Das Verständnis zur Gegenseite, das heißt, zu den Ärzten, ist natürlich auch da, nicht sehr ausgeprägt, denn ich bin keiner. Wenn man seine Arbeit, zum Beispiel so eine Visite innerhalb einer vorgegebenen Zeit durchziehen muss, bleiben dann nur noch gefühlte 4½ Minuten pro Patient übrig. Inklusive Begrüßung. Und dann komme ich und halte engstirnig alles auf.

Dass sich das auf die Launen der Ärzte überträgt ist mir vollkommen klar. Auch die gegenseitige Behandlung bei den Ärzten, ich erwähnte ja schon den Zweifel der Diagnose und das peinliche »Nebendran stehen« von Dr. Falkenflug, lässt die Stimmung nicht besser werden. Es kam sogar dazu, dass verschiedene Ärzte plötzlich, zum Beispiel mit den banalen Worten: „Herr Dr. Falkenflug verlässt uns", ersetzt wurden. Die Neuen bekamen den üblichen Stoß ins unbeheizte Flüssige und landeten bei der nächsten Visite mit einem Fragezeichen bewaffnet im Patientenzimmer. Patienten, die wussten was sie hatten, durften dann vollkommen neu erklären weswegen sie hier waren. Der neue Arzt wusste keine Vorgeschichte und so hatte man die Gelegenheit seine Krankheiten weiter auszubauen und interessanter darzustellen. Ich hatte, als der neue Arzt sich bei den Tagesschwestern vorstellte, die Gelegenheit für einige Sätze, dem Stimmungsbarometer zu lauschen. Es klang so, als hätte er den Schritt in diese Klinik schon bereut.

Der Neue hieß Becherowski, Dr. Bercherowski, ich hatte ihn schon mal in einem früheren Kapitel kurz vorgestellt. Er war in seinem früheren Leben Eishockeyspieler und jetzt hauptberuflich übergewichtig. Leider hinterließ er nicht immer den Eindruck eines Arztes. Nur allzu oft komplimentierte er sich selbst aus meinem Reha-Zimmer und ließ mich mit einem schlechten Gewissen zurück. Oder er sagte mir, falls ich ihn im Ärztezimmer abfangen wollte, dass das gerade ein nicht angemeldetes Gespräch sei und er genau jetzt keine Zeit hätte. Na, so ein Zufall. Er versuchte seine Atemnot zu überspielen, die nicht von zu vielen Pfunden kam, welche die Rippen tragen mussten, sondern von dem Stress, den so eine Reha-Klinik hinterlässt. Ich zeigte natürlich Mitgefühl und wünschte ihm gute Besserung, worauf ich einen erstaunten Blick erntete, und verstand seine Probleme auch. Doch es ging gerade um mich, und da wollte ich mir natürlich die Frechheit herausnehmen, dass sich jemand meiner annimmt. Und auch meiner Probleme. Ich hatte ihm doch tatsächlich die Zeit gestohlen. Gut, ich hatte Fragen, aber die waren jetzt nicht mehr so wichtig, wie die zwei Termine, die ich bittend an der Ärzte-Pinwand hinterließ. Die lieblos zusammen gestellte Tabelle hatte im 10 Minuten-Takt einen Eintrag pro Patient übrig, ich nahm mir die Frechheit und auch zwei Terminierungen heraus. Für etwa zehn Patienten war der Platz ausgespart und gerade zwei hatten sich bisher eingetragen. Dabei blieb es auch trotz meiner Kontrollen bis zum kommenden Tag. 16:40 bis 17:00 Uhr hieß es dort jetzt, und ich bekam tatsächlich die Zeit von 16:40 Uhr bis 16:42 Uhr. Meine Probleme waren für die Ärzteschaft nichtig und ich konnte sie wohl selbst lösen. In der Gegend, wo dieser Arzt ursprünglich herkam gab es wahrscheinlich noch Möglichkeiten auf Medizinmänner zurückzugreifen, die eine Diagnose nach der politischen Gesinnung stellen konnten. Und ich stellte fest, dass mein osteuropäisch zu schlecht war. Alle Selbstdiagnosen und Wahrscheinlichkeiten stießen auf seine Zustimmung, auch wenn sie von mir selbst ins Widersprüchliche gelenkt wurden. „Herr Dr. Becherowski", sagte ich, „Durch die letzten Tabletten, die Sie mir gegen meine Angstzustände mitverordnet hatten, hatte ich seltsamerweise drei Kilo abgenommen", „Ahh, gud, hatte ich gespielt damals Eishockey, und bin jetzt geworden dick, sehen Sie, das is nich so scheen, wissen Sie, seien Sie froh, is gud", „Hmm ja" konterte ich „Und jetzt, bei der neuen Verordnung der beruhigenden Dosis, konnte ich wieder eine Gewichtszunahme feststellen, ja und übermäßigen Heißhunger", „Das is gud, wissen Sie is nich so gud wenn Sie sind krank, und haben nix auf den Rippen, is so wie Reserve". Hä, ja was jetzt? „Außerdem bin ich jetzt müde und abgespannt und könnte nur noch schlafen. Mein Bein zuckt immer abwechselnd mit meinen Fingern im Duett. Und ich habe noch immer, seit meiner Einlieferung, starke Konzentrationsschwächen. Ich nehme nicht an, dass das nicht unbedingt zur Therapie gehört?". Meine Finger der rechten Hand hatten eben einen fühlbaren Zusammenhalt durch ihre Gemeinsamkeit der Gefühllosigkeit. Ich konnte mich nicht entscheiden, ob der Arzt mich nicht verstehen wollte oder einfach nicht konnte. Vielleicht verstand er auch die Zusammenhänge nicht, oder er konnte mein Gesagtes sehr erfolgreich verdrängen. Mir blieb letztendlich nur die Frage: „Herr Dr. Becherowski, wollen Sie, dass ich meine Selbstdiagnosen für Sie aufschreibe, so zu meinem Zeitvertreib und zu Ihrer Kenntnisnahme?". „Das is gud, ja machen sie das". Zum Bekräftigen seiner Antworten betatschte er jedes Mal beruhigend meinen Arm, eine Angewohnheit die sicherlich noch aus seiner aktiven Eishockeyzeit stammt, und die ich nicht mit ihm teilen mochte. Auch die währenddessen gesprochene Zauberformel, „Sie müssen keine Sorgen machen, is alles wie Ordnung wie immer, wir machen und Sie werden gesund. Sehen Sie, dauert nicht lang", wirkte bei mir nur bedingt.

Irgendwann war ich soweit, dass ich das Vertrauen in einige Ärzte nicht mehr in mir spürte. Sprüche wie: „Wir können nicht mehr als therapieren", lösten bei mir ein bitteres Aufstoßen aus. Wenn eine Erhöhung der Dosen von Beruhigungstabletten angeboten wird, ohne dass vorher nach dem Vertragen des Medikamentes gefragt wird, zeugt das nicht unbedingt davon, dass sich der behandelnde Arzt Gedanken über den Patienten macht.

Auf den »Liebesbriefen« an die Ärzte standen wie so oft die Dinge drauf, die mir einfielen, was mich an mir störte. Es war allerdings nicht so, dass ich mit meiner Nase nicht zufrieden war, oder mit meiner zu hohen Stirn, also rein haarwuchstechnisch betrachtet, sondern mit dem Zittern oder den unregelmäßigen, von meinem Schlaganfall betroffenen Stellen. Ich wollte nicht das Zittern in meinem rechten Bein haben, oder die tauben Stellen in der Hand. Oder die Unkonzentriertheit im Kopf, oder Störungen in der Feinmotorik. Ja, ich muss es zugeben, dass ich sehr eigen bin. Diese Briefe landeten bestimmt in eigens dafür vorgesehene Fächer. Ich erwähnte schon, dass hier Körbe geflochten wurden, und nicht jeder Patient nimmt sein Machwerk mit nach Hause. Es wurden, meiner Phantasie nach, die sogenannte »Ablage P« daraus gebaut. Hier wurden die Selbstdiagnosen der aufmuckenden Patienten gesammelt, und ich erwähnte schon, „Morgen kommt die Putze" und einer weiteren Sammlung wird neuer Platz geschaffen. Platz für die Meinung lauter Patienten. Es ist herausfordernd und anmaßend von mir, eine solche Meinung zu präsentieren, aber ich konnte diese Phantasie nicht unterdrücken, weil nichts geschah, was mein Schriftliches als gelesen darstellte. Alles was ich hatte, konnte nicht mit dem Spruch »Die Zeit heilt alle Wunden« abgehandelt werden, obwohl ein ungeduldiger Mensch sich in dieser Hinsicht einiges zumuten lassen muss.

Und womit? Natürlich mit Recht.

Jeden Montag, es sei denn, der Montag fiel mit einem Feiertag zusammen, war eine Visite. Die wurde im wöchentlichen und abwechselnden Takt mit der Oberärztin und dem Chefarzt, inklusive einem Stationsarzt und einer lächelnden Schwester abgehalten. »The same procedure as every year, Miss Sophie« konnte man sagen.

Meine Beschwerden wurden, weil ein viertel Jahr nun mal unausweichlich zwölf Wochen hat, auch zwölf Mal vorgetragen, und natürlich jeden Donnerstag, weil Donnerstag, wenn man es wollte, noch zusätzlich Zimmersprechstunde sein durfte. Weil im Fernsehen auch alles wiederholt wurde, nahm ich mir das Recht heraus und tat das Gleiche. Das waren bis zu vierundzwanzig Möglichkeiten auf meine Gebrechen aufmerksam zu machen. Bei der letzen Visite kam es zwangsläufig zu schweren Ausschreitungen in meinem Zimmer. Der Chefarzt Dr. Güterstadt, ich erwähnte schon, dass mein osteuropäisch zu schlecht ist, bekam von mir mein Leid geklagt. Von einigen Vorgängern, unter anderem ihm selbst, wurde es schon oft vernommen. Außerdem hat er mit dem Streit angefangen. Er kam in mein Zimmer und fragte mich, wie es mir geht. Auf diese »Frechheit« musste ich doch antworten, und das ausführlich.

„Warum Sie kommen erst jetzt damit?", sagte er vorwurfsvoll und mit seinem netten Dialekt hintermalt.

„Sind Sie schon zwelfe Woche da in Klinig? Und äh, warum sprechen Sie nix mit Ihre Therapeuten?"

„Warum sprechen Sie bei der Reha-Besprechung die einmal pro Woche stattfindet, nicht mit den Therapeuten?", antwortete ich als Angriff. „Sie als Chefarzt sind die Schnittstelle zwischen mir als Patient und den Anwendungen."

„Tu ich immer sprechen mit die Therapeute" verteidige sich der Chefarzt.

„Und was sagen die zu meinem Zustand?", fragte ich.

„Weiß ich jetzt nix mehr, aber wenn Anwendungen nix helfen, bleibt oft was zurück und heilt nie mehr"

„Gut", sagte ich, „Sie geben mir das nachher oder im folgenden Abschlußbericht schriftlich".

„Und was machma jetzt wenn Kostenträger jetzt fragt warum Sie so lange hier?", „Hm,schlagen sie was vor" konterte ich,, „Das ist allerdings Ihre Aufgabe, Sie sind der Chefarzt, ich werde mich schwer zurückhalten und für mich eine Therapiemöglichkeit aussuchen".

Der Chefarzt war jetzt in Zugzwang und suchte an der schon lange nicht mehr frisch tapezierten Wand nach einer Lösung. „Ich sage was, Sie kriegen neue Therapieplan mit andere Sachen und ich mache noch eine Woche Verlängerung bei Kostenträger...", „...und ich denke darüber nach" vervollständigte ich seinen Satz, "eventuell bleibe ich hier, ansonsten reise ich ab. Aber denken Sie daran, wenn ich einen Brief an den Kostenträger schreibe, dass ich eine spitze Feder habe. Gutes Gelingen bei der Ausarbeitung Ihrer Alternative". Bumm, das hat gesessen. Ich wette, die beiden Ärzte und die jetzt hämisch grinsende Schwester wetternden noch einige Zeit über mich im Flur weiter.

Natürlich bekam ich jetzt einen von Grund auf revidierten Patientenlaufzettel. Er sollte alle Änderungen enthalten über die wir bei der vorausgegangenen Visite sprachen. Ich schaute ihn mir an und traute meinen Augen kaum, es war der Gleiche wie vorher, und es war sogar eine Anwendung gestrichen und zwar eine der wichtigsten. Die Ergo-Einzeltherapie. Es war zum Mäusemelken.

Am folgenden Tag, mir verblieben eigentlich nur noch 3 ¾ Tage der Rehabilitation, machte ich mich bei jedem Freilauf erfolglos auf die Suche nach meinem Stationsarzt. „Er ist in einer Besprechung" sagte die Schwester. Die Besprechung ging täglich von halb neun bis neun, seit zwölf Wochen. Jetzt war es zehn nach neun. Um halb zehn kam ich wieder. „Jetzt ist die Besprechung vorbei" hörte ich die Schwester, „Aber gehen Sie doch mal in seinem Sprechzimmer vorbei". Ich ging und fand das Zimmer, durch das seitliche Fenster im Dunkeln und außerdem abgeschlossen. Jetzt hinterließ ich eine Nachricht bei den Schwestern, doch der Stationsarzt war, was er in medizinischer Unfähigkeit ausglich, ein Meister im »Aus dem Weg gehen«. Jetzt waren es nur noch 3 ½Tage. Die Zeit verging und ich war auf pädagogisch wertvoller Suche. Vielleicht bauen diese Ärzte auch darauf, dass ich resigniert die Klinik fristgerecht am kommenden Montag verlasse. Ich werde eine Beschwerde an den Kostenträger verfassen, und bis dieser Brief an die richtige Stelle kommt, kann sich keiner mehr an mich erinnern und außerdem hat die Gegenseite schon längst eine Ausrede parat. Und im Übrigen von meinen Vorgängern ein dickes Fell. Oder Hornhaut auf dem Rücken.

Die Oberärztin, Frau Dr. Schwab, sorry, Frau Schwab, hatte wohl ein kleines Geltungsproblem mit Ärzten, die einen Doktortitel führen. Es kommt auch gar nicht auf diesen Titel an, aber die, die sich über einen Doktor, vielleicht aus Trotz, hinweg heben wollen und das bei jeder möglichen Gelegenheit tun, ein aufmerksamer Patient spürt das, die sollten eventuell an sich selbst ein bisschen arbeiten. Hier in der Reha gab es einige „Nur-Ärzte", was grundsätzlich nicht schlimm ist, wenn sie sich autodidaktisch auf ihrem Fachgebiet weitergebildet haben und das den Patienten zugute kam, war man doch zufrieden. Doch schaut man diesen Leuten unbewusst schärfer auf die Fingerspitzen und das ist vollkommen unbegründet.

Genau diese, also Frau Schwab, nicht Frau Dr. Schwab, kam als letzte Instanz in mein Zimmer, und ich konnte ihr nochmals mein Leid mit den fehlenden Anwendungen klagen. Ich wurde also bisher nur falsch verstanden, als ich sagte, ich wolle mehr Anwendungen haben, die meine Feinmotorik wieder herstellen. Die Ärzte dachten immer es wurden von meiner Seite weniger Anwendungen gewünscht. Also erklärte ich der Dame schon wieder, aber trotzdem noch sehr geduldig, meine Wünsche, und dass ich noch zwei Wochen Verlängerung fordere, jedoch nur für den Fall, dass ich meine versprochenen Anwendungen bekomme. Doch das sagte ich ja bei der Visite mit Herrn Dr. Güterstadt und Herrn Dr. Becherowski, und im Übrigen Herrn Dr. Falkenflug und ihr im Wechsel der vergangenen zwölf Visiten und der eingetragenen Sprechstunden an jedem Donnerstag. Als Frau Schwab gehen wollte, drehte sie sich nochmals um und fragte mich, welche Anwendungen mir geholfen hatten. Die könnte ich mir von der Therapieplanung in den Patientenlaufzettel eintragen lassen. Ich weiß nicht, ob ich sie damit überzeugen konnte, dass sie die Ärztin sei, wenn auch nicht Frau Dr. Schwab und eben nur Frau Schwab, und ich von Medizin gar keine Ahnung hatte. Ich kann nur gut lästern und sie muss die Anwendungen in ihrem Namen für mich bei der Therapieplanung anfordern. Nur der Reihenfolge halber und um einer falschen Anwendung vorzubeugen.

Ich gab ihr einen Tag Zeit und hätte auch mit zwei zufrieden sein können, denn noch war ich hier. Doch ich wurde unruhig und fragte bei der Patientenverwaltung nach dem Stand der Dinge. Die nette junge Frau im Verwaltungsbüro bat mich mit Handzeichen, weil ihr Kopf und ihre Schulter damit beschäftigt waren, den unförmigen Hörer am Ohr zu fixierten, einen Moment vor der Tür zu warten, nur einen Moment. Nach etwas über zehn Minuten verschwand ich im Nichts der Klinik. Ich hatte eine ziemlich unwichtige Anwendung, eine Ergo-Einzeltherapie zur Wiederherstellung des Gefühls in Hand und Arm, und ging eben eine halbe Stunde später wieder hin. Es war ein längeres Gespräch. Doch mein Blick vertrieb ihr die Lust dazu, noch länger zu plappern. „Ach ja, Sie sind es. Also Herr Dr. Becherowski, Herr Dr. Güterstadt und Frau Schwab haben alle gestern bestätigt, dass sie am Montag abreisen wollen, und keine Verlängerung mehr haben möchten". Die junge Frau konnte ja nichts dazu, dass sie hier arbeitete.

Ich rief die Schwestern auf der Station an und fragte warum der Wache schiebende Arzt nicht zur eingeplanten Visite eintrudelte. „Oh", sagte die unschuldige Schwester „Herr Dr. Becherowski lässt sich entschuldigen, es ist so viel zu tun, und da mussten leider alle Zwischenvisiten ausfallen". Langsam begann ich aufzuschäumen, aber auch die Schwester konnte ja nichts dafür „Hm" sagte ich nach einer Sekunde des Meditierens, ich bin ja gaaaaanz ruhig, „Vielleicht könnten Sie für morgen Früh Ihrer Kollegin einen Zettel hinlegen, dass wenn das Erste das sich auch nur annähernd Arzt nennt, und zur Tür reinkommt, sich bitte bei mir melden soll. Ich bin ab sieben wach. Danke und Tschüs". Die Schwester litt mit mir und wusste wie ich das meinte.

Das finanzielle Kontingent des zweiten Jahresquartals der Klinik war zum Kostenträger hin noch nicht überschritten und somit noch auszuschöpfen. Ich möchte nicht mutwillig erscheinen und nur fordern, sondern ich beherberge einen starken und unstillbaren Drang zum Gesundwerden in mir. Ich forderte also die Reha-Klinik heraus, in vierzehn Wochen das an mir fertig zu bringen, was sie auch in geballten acht Wochen hätte tun können. Oder verlange ich jetzt zu viel? Vielleicht hatte ich ja auch den Willen, nach Hause zu gehen. Nach einem viertel Jahr ist das auch zu verstehen, sogar von mir. Aber ein kleines Kräftemessen mit der Ärzteschaft zum Wochenende hin kann auch das Ego ein bisschen stärken. Ich sah es als Übung für die harte Welt da draußen an. Als Vorübung der Rangeleien mit den eigenen Kindern und die eventuelle Unterdrückung durch die eigene Frau.

Als ich mich morgens das dritte Mal innerhalb von fünf Minuten gut sichtbar am Schwesternzimmer vorbeigeschlichen hatte, sah mich so ganz zufällig Herr Dr. Becherowski. „Wann wir können uns heute Mittag zu Termin treffen?", fragte er mich, als ob er ganz alleine drauf gekommen wäre. „Tja", sagte ich, „Mein Tagesablauf ist voll und ich möchte wissen, wer mir die vielen therapeutischen Anwendungen gab. Aber sagen wir ab vierzehn Uhr, ab da bin ich frei". „Gut, vierzehn Uhr, ich bin da" sagte Herr Dr. Becherowski, mit dem Brustton der Überzeugung, als ob er selbst dran glaubte, dass er pünktlich sei. Ich wartete bis viertel nach zwei und meckerte erst ab halb drei telefonisch im Schwesternzimmer. Es meldete sich die Ärztin vom benachbarten Bautrakt. Mit noch mehr Ärzten wollte ich keinen Streit anzetteln, und im Übrigen war sie recht hübsch, das kann in Männeraugen entschuldigend wirken, deswegen war ich freundlich zu ihr. „Ist denn wohl Dr. Becherowski zugegen?", „Nein, aber ich werde anpiepsen jetzt, und kommt zu Ihnen", hörte ich im gebrochenen deutsch von ihr. Und zack, kaum eine halbe Stunde später, also um viertel nach vier war er in meinem Zimmer. Ich stand gerade auf dem Balkon und nahm von der Aussicht da draußen insgeheim Abschied. „Bin ich kleines wenig spät geworden" sagte er lächelnd. Noch lächelnd. „Hab ich alles getan, was in Macht steht, aber is abgelehnt worden Ihre Verlängerung, und sind mir Hände gebunden jetzt". Von wegen, dachte ich mir, „Die Ausreden können Sie sich an den Hut schmieren". Ich erzählte ihm, dass ich bei der Therapieplanung angerufen habe, ob sich terminlich was bei mir getan hat, es ist aber alles negativ. Die Patientenverwaltung habe ich auch belästigt, mein Zimmer sei in einigen Tagen für den weiteren Neuzugang freigegeben. Und der Kostenträger würde sogar die Kosten für kommende zwei Wochen übernehmen. Also von wegen abgelehnt. Einige Dinge hab ich gar nicht gemacht, aber doch recht überzeugend vorgetragen, so dass er sich sichtlich von mir hintergangen gefühlt hatte. Mein Pokerface saß und er wurde nervöser. So nervös, dass er jetzt versuchte, mir ins Wort zu fallen und er lauter wurde. Er wäre übrigens kein Arzt, sondern käme aus der Psychiatrie. Das sagte er, als ob er eine Entschuldigung für seinen Beruf brauchte. Aber so einen seltsamen Werdegang hörte ich von seiner Kollegin, Frau Zwetschge auch. Ich dachte mir natürlich gleich, dass diese Flucht nicht einem alleine gelingen konnte.

Warum machte ich mir jetzt Gedanken darüber, dass viele Ärzte uneingeschränkten Zutritt zum sogenannten Giftschrank hatten? Hier waren alle brauchbaren Medikamente drin die den stressigen Ärztealltag versüßen konnten. Doch ich unterstelle nichts, es ist alles nur eine Vermutung aus meiner Unwissenheit heraus.

Von all der Ruhe, die ich hier erfuhr, blieb aber für die kommenden Sätze die ich dann sagte, oder besser schrie, nicht viel zurück. Da es sein kann, dass auch meine Eltern oder meine Kinder dieses Buch lesen könnten, und ich dann zu hören bekomme „Wir haben Dich aber nicht so erzogen" oder „Wir dachten in einem solchen Ton redet man nicht mit Ärzten", möchte ich nur so viel sagen, dass ich nun doch ein wenig ungehalten war. Gut, der Doktor war neu in dieser Klinik, aber als mündiger Patient lässt man sich nicht gern an der Nase herum führen. Er stürmte aus der Tür und verschanzte sich, wie ich später sah, in einer Ecke im Schwesternzimmer. Hier sortierte er Akten. Als ob nichts gewesen wäre fragte ich nach der Oberärztin, die aber leider die Arbeit des angeblich selbst gekündigten Chefarztes mitmachte und momentan keine Zeit hatte. Von der geheim gehaltenen Kündigung wussten derzeit nur rund achtzig Prozent der Patienten im Haus, also war es noch inoffiziell. Aber andererseits wird viel in so einer Einrichtung herum erzählt. Der Tag ist lang. Doch die Oberärztin, Frau Schwab, kam trotzdem und bog mit einem längeren Gespräch in aller Ruhe und Freundlichkeit das gerade, was vor einigen Minuten einen Riss bekam, nämlich der Ruf dieser Klinik. Mein Entschluss stand aber jetzt fest. Ich hätte noch eine Woche Reha draufhauen können, wenn ich nur noch genug gepokert hätte. Doch die Zeit in der Reha war jetzt nur noch eine Sache von einem kurzen Wochenende. Ich wollte eigentlich in aller Ruhe das Haus verlassen und doch ging ich im Streit. Und nur meine eigene Unzufriedenheit mit den eingefahrenen und bestimmt seit vielen Jahren bewährten Pfaden, hatte diese Unruhe geschaffen. Beinahe erwachte mein schlechtes Gewissen. Beinahe. Ich habe eben eine Kämpfernatur die sich nur schwer unterdrücken lässt. Doch was war mit meinem guten Vorsatz, dass ich ruhiger werden wollte und die Fehler der anderen in Zukunft über mich hinweg gleiten lassen möchte, weil ich selbst Fehler mache? Habe ich das schon vergessen? Ist das die Schuld seiner eigenen gepressten Form?

Natürlich hatte das Krankenhaus, in dem ich mein Leben einige Mal gerettet bekam, das Recht dazu, Fehler zumachen. Die Reha-Klinik in der ich viel nützliches über meinen falschen Bewegungsapparat lernte, und die ich natürlich, und trotz aller Ungereimtheiten ihrer Organisation in einem weitaus besserem

Zustand verließ als ich ankam, hatte das Recht auf einige Entgleisungen. Und nicht zuletzt die Ärzte der verschiedenen Fachgebiete, so sie denn welche hatten, durften Fehler machen und Miseren darstellen, die ich ihnen gönnte. In der Hoffnung ich hatte auch einen gnädigen Gönner.

All das ist eben menschlich. Und der Mensch unterscheidet sich damit schon stark vom Lebewesen.

Die Leidtragenden der Reha- und Krankenhaus-Misere sind die Schwestern. Nein, nicht die Schwestern, die launig und biestig ihren Dienst tun. Es sind die netten, die zu jeder Auskunft bereit sind, sich Zeit nehmen und sich mitfühlend auch mal eine außergewöhnliche Krankengeschichte anhören. Auf sie wird viel Seelenmüll abgeladen. Von den Patienten, und ich nehme an, auch von den Dienst habenden Ärzten. Dann können sie in dieser Zeit ihre eigentliche Arbeit nicht tun, und diese wird dann auf andere Schwestern abgewälzt. Und die werden dann launig und biestig.

Die ideale Schwester muss das Aussehen vom letzten Playgirl, den medizinischen Verstand von Dr. Brinkmann und die Herzlichkeit von Inge Maisel haben. Und zudem den Patienten schlaflose Nächte bereiten, wenn sie abends versuchen die Einsamkeit im Bett zu überwinden. Doch dieses Ideal gibt es nicht. Entweder die Schwestern hören zu, dann sind sie eben nur nett. Oder sie wissen über alles Bescheid, dann ist es der Arzt. Oder sie ist herzlich, dann ist es die Putze. Oder sie bereitet einem schlaflose Nächte, dann allerdings, waren es nur die Kopfschmerzen.

●

Kapitel 30: Da ist noch mehr passiert

Ich versprach weiter oben davon zu berichten, dass mir meine Frau doch noch einiges verheimlicht hatte, was in der Stroke Unit geschah. Ich wusste, oder besser ausgedrückt, ich konnte mir denken, dass es nichts Gutes sein konnte. Wenn man seinem Partner zwar sagt: „Ich erzähle es Dir was da noch war. Nur nicht jetzt, und noch nicht alles". So kommt es nicht auf einmal, sondern in kleinen und ungefährlichen, jedoch verträglichen Dosen. Aber wer bestimmt ob das zu gefährlich ist? Wer erkennt den Moment als richtig an? Und wer sagt, jetzt ist es genug? Vielleicht nur das Gefühl, das uns selbst nur allzu oft betrügt?

Ich erzählte bereits, dass meine Frau fast jeden Tag bei dem Chefarzt der Neuro-Chirurgie Kratzspuren auf der Armlehne des Stuhles, auf dem sie saß, hinterließ. Die hätte ich, in umgekehrter Lage, auch hinterlassen. Dieser Chefarzt, der eigentlich »nur« im Hintergrund wirkte, und wegen seiner Erfahrung auch hauptsächlich »nur« hier agieren musste, teilte ihr täglich neue Erkenntnisse über meinen Zustand mit. Was sollte ich davon mitbekommen? Meine Aufgabe bestand nur darin, durch meine Genesung die Gespräche ins Positive zu leiten. Also etwas, in dem mein Einfluss ausgeschaltet war.

Was bedeutet der Tod? Und was bedeutet er für jemanden, der nie viel damit konfrontiert wurde? Nicht in jeder Familie führt er das Regiment so, dass er zum alltäglichen Bestandteil wird. Die Gedanken werden nicht bei allen Menschen derart daran verschwendet, dass eine Gewohnheit daraus entsteht.

Wenn die Plötzlichkeit dessen, was geschehen ist, durch eine nicht unbekannte Erwartung zu dem, was noch kommt, abgelöst wird, dann weiß man nicht, welche der beiden Möglichkeiten die Schlimmere ist. Eine Nachricht die prophezeit, dass etwas geschehen wird, was sein bisheriges Leben oder das eines geliebten Menschen ändert oder gänzlich aus den Händen gleiten lässt, trifft hart in das Sein. Mit Sicherheit so, wenn etwas aus dem Dunkel, aus dem Momentanen heraus trifft. Wen es härter trifft, wenn es den Partner oder sich selbst berührt, vermag ich nicht zu sagen. Hier und an dieser Stelle möchte ich, jetzt wo zwar vieles überwunden oder auch einige Zeit vergangen ist, noch nicht viele Gedanken daran setzen.

Vermutungen oder indirekte oder auch berechtigte Äußerungen, die ein geschulter oder erfahrener Arzt, oder meinetwegen auch Chefarzt, hervorbringt, können auch einen gefassten Angehörigen fällen. Das Vorbereiten, um das Gespräch auf den Punkt zu bringen, das Zurückführen zu anderen Themen und den Angehörigen aus dem Sprechzimmer geleiten, muss aus der Erfahrung heraus sitzen und perfekt ausgeführt werden. Fatal, wenn sich ein Dilettant daran versucht. Das kann dann härter treffen als die Sache selbst.

Meine Frau erfuhr viel über meinen Zustand. Leider zuviel Unschönes. Die Dinge, die den Schlaganfall hervorbrachten, hätten viel mehr zerstören können, wären sie nicht durch die blutverdünnende Wirkung eines Medikaments und auch durch einen Glauben an eine höhere Macht, die in diesem Moment in jedem von uns steckt, in seinem Vorhaben gehindert oder gar aufgehalten worden. Und wenn der Glauben nicht schon vorher dagewesen ist, dann wird er zumindest durch ein solches Ereignis angelockt.

Letzte Möglichkeit, im schlimmsten Fall, wäre eine Operation gewesen. Eine OP am Gehirn, die oft mit der gleichen Chance für jeden guten oder unfairen Ausgang dem Ende entgegen geht. Auch ohne Operation entsteht eine Schlacht der folgenden Drei: der Tod, die Behinderung oder eine nahezu vollständige Herstellung sind die Kontrahenten. Sie kämpfen mit gleichen Waffen und der Sieg ist ungewiss. Für jeden Ausgang. Jede der aufgeführten Möglichkeiten hätte mir passieren können. Wenn man die Chance bekommt, im nachhinein darüber zu sinnieren, ist die erste Möglichkeit glücklicherweise schon längst überwunden, die zweite wartet noch lange hinter jeder Bewegung und lauert in Deinen Sinnen, weil Du Dich an die Gefahr erinnerst, in der Du warst. Die dritte Möglichkeit ist ein Wunschdenken, ein Hoffen. Und das Ergebnis, dass vielleicht bei keinem Patienten die 100%-Marke erreicht und trotzdem das höchste Ziel bleibt, solange Du Dich nicht damit abfindest. Abfinden mit dem was Dich einschränkt. Die kritische Zeit und deren Dauer weiß der Arzt natürlich aufgrund seiner kurzen Erfahrung. Und wenn er es nicht weiß, so weiß es der Chefarzt ganz bestimmt. Ansonsten kann er das Unwissen mit einem viel sagenden „Hm" interessant dramatisieren. Jetzt, wenn diese Zeit des Wartens gekommen ist, kann er mit der Überzeugung des Wissenden den Angehörigen wieder die Hoffnung, die so wichtig ist, mit seinem Gewissen vermitteln.

Das Wissen um den Zustand, wo und wann ich mich an diesen zuvor genannten Stationen befand, hatte ich nie. Erraten kann man es nur am Schluss. Bist Du dem Tod nahe, dann spürst Du ihn nicht kommen, und auch nicht, wie er die Macht über Dich ergreift. Und wenn doch, dann lässt Du es eben einfach geschehen. Du bist nicht bei Deinen Sinnen. Für mich selbst war es vielleicht der Moment, den ich ganz am Anfang in meinen Träumen erlebte und den ich schon am Anfang des Buches beschrieb. Das waren Momente, die vom Dunkel in das Licht führten. Obwohl ich den Gang in das Licht absolut als Gang in das Leben interpretiere. Ich konnte mir beim besten Willen nicht vorstellen, dass der Tod, oder das Ende, leuchtet. Ich hatte hoffnungslos die Orientierung über Ort und Zeit verloren. Aber welche Bedeutung hatten diese unwichtigen Dinge momentan für mich? Auf der Seite des Lebens, oder auf einer Schwelle zum Unbekannten, das kein Zurück erwartet. In den Träumen die ich in den ersten Nächten hatte, war es mir, als gleite ich durch mich selbst hindurch. Vielleicht auch durch mein von Gedanken zerrissenes Gehirn.

●

Eine Frage, die ich mir selbst schon gestellt hatte, ist, warum berichte ich mehr von meiner Genesung in der Reha als von den Erlebnissen im Krankenhaus? Diese Erlebnisse waren doch viel tiefer und intensiver. Die Antwort ist denkbar einfach: was ich im Krankenhaus erlebt hatte, hab ich oft unbewusst aus einer Art Selbstschutz verdrängt und in mir verkapselt. Mein Zustand im Krankenhaus ließ mich oft erstarren und zeitweise gar nicht an der Welt, die ich erlebte, teilnehmen. Mein Gehirn war manchmal nicht fähig zu denken. Es ließ nichts Neues an sich heran und blockte alles ab. Aber jeder Tag den ich nach dem Schlaganfall erleben durfte und als solchen registrierte, war jedoch etwas Neues. Ein Geschenk. Aber sehr oft öffnete ich das Geschenkpapier, in dem dieser Tag verpackt war, nicht. Ich ließ ihn geschehen und zu Ende gehen. Vielleicht, um die Zeit scheinbar schneller voran zu treiben, alleine dadurch, dass ich sie nicht bewusst erlebte. Die Zeit heilt alle Wunden und nur das wollte ich wahr haben. Ich dachte, ohne hinzuschauen vergeht die Zeit einfach schneller. Daran wollte ich glauben. Alle Fähigkeiten die ich besaß und die jedem Menschen von Gott verteilt und in die Wiege gelegt wurden, waren wie auf Eis gelegt und vorerst unbenutzbar. Ob ich sie wieder erlangte, wusste ich natürlich nicht. Ich ließ diesen Gedanken auch nicht an mich heran. Es wäre ein zu großer Schritt gewesen, der in diesem Moment meine Kraft vollkommen überlastet hätte.

In der Reha-Klinik aber, sah ich andere Menschen. Menschen, die ein ähnliches Schicksal erfahren hatten und es, jeder auf seine ganz persönliche Weise, mit mir teilten. Ich konnte die Menschen beobachten, wie sie das machten. Die meisten waren scheinbar sehr viel offener und gelöster als ich, doch konnte ich nie wissen, wie sie das machten, wenn sie alleine mit sich und der Welt waren. Vielleicht lagen sie stundenlang wach oder verbargen sich unter ihrer Lautstärke, die sie nach außen brachten, bis sie vor Erschöpfung sofort schliefen, sobald sie nur das Bettlaken berührten. Selten, jedoch intensiv, hatte ich die Möglichkeit mich mit Menschen zu unterhalten, denen das Gleiche Widerfahren ist. Was ich kaum vermutet hatte, bestätigte sich trotzdem. Nicht nur ich litt unter meinen Ängsten die kaum zu kontrollieren sind, sondern vielen ging es genauso. Gleiche Situationen riefen gleiche innere Gefühle auf. Jeder denkt er ist alleine und behält seine Gefühle für sich. Vielleicht aus Angst, vielleicht aus Scham.

Als ich mich mit einer neuen Tischnachbarin darüber unterhielt und sie mir anvertraute, dass sie zum Beispiel Ängste spürte, die sie überkamen, wenn sie zu Hause war, eine Angst vor etwas Unbestimmten, hatte ich einen starken Aha-Effekt. Ich dachte abends im Bett lange darüber nach, und es verwunderte mich, dass ich so lange wache Gedanken führen konnte. Ich kam für mich selbst zu dem Ergebnis, dass es ganz normal ist, nach einem Schlaganfall Ängste mit sich zu führen. Unbewusst machte ich mir sonst Vorwürfe über die eigene Schwachheit, doch euphorisch dachte ich jetzt anders darüber. Der eigene Körper spricht plötzlich in einem ganz anderen Ton. Man erkennt eine kleine Normalität weil andere Menschen ähnliches empfinden. Aber trotzdem, jede neue Kleinigkeit oder Unzulänglichkeit, jedes ungewohnte Zucken, die Dein Körper jetzt zeigt, lässt Dich erschrocken nach innen hören. Ist denn schon wieder etwas in Deinem Inneren passiert? Das Zittern in der Hand. War das schon immer? Wenn das Wetter umschlägt und man punktuelle Kopfschmerzen hat, denkt man an die Zeit zurück, als man wie betäubt und regungslos im Krankenhaus lag. Man denkt zwangsläufig an Rückschläge. Was hat man schon wieder im Leben falsch gemacht? Früher kam so etwas auch vor, allerdings empfand man das zu diesem Zeitpunkt als normal und als nicht erwähnenswert.

Wenn Du alleine mit Dir in Deinem Zimmer bist, ganz egal wo Du Dich befindest, und Deinen kranken Körper, vom Kopf fehlgesteuert, spürst, mit dem ständigen Begleiter, der Fehlfunktion, wenn Deine eigene Schaltzentrale versagt und nur die Zeit die unaufhaltsam verstreicht, zu helfen vermag, und nur noch Tabletten Deine Ängste mit den zitternden Auswirkungen eindämmen können, dann glaubst Du in einem Traum gefangen zu sein. Doch wer ist der Wächter, der einen neuen Ausbruch verhindert? Nur etwas Unsichtbares, Uneinnehmbares und Unwirkliches, das besiegt werden muss. Möglichst aus eigener Kraft. Doch Du fühlst Dich immer kurz vor dem Versagen. Unbewusst gibst Du Dir die Schuld, zu schwach und zu weich zu sein. Doch all das siehst Du aus einem anderen Licht, wenn Du mit Menschen sprichst, die das Gleiche Erfahren haben. Mit einem fremden Gleichgesinnten darüber zu reden, den man in einiger Zeit nie mehr sieht, ist oft einfacher und ergebnisreicher als mit nahen Bekannten. So merkwürdig es klingt, aber auch mit den besten Freunden möchte man nicht so reden können, weil es voraussetzt, dass die gleichen Erfahrungen gemacht wurden. Gönnt man dieses Erlebte seinen Freunden?

Es dauerte auch wirklich lange, bis ich Tischnachbarn bekam, mit denen man sich ganz unbefangen über Ängste und Sorgen unterhalten konnte. Die Ängste und Sorgen von meinen bisherigen Tischgenossen waren ganz anderer Natur. Sie hatten höchstens Angst davor, dass sie in der abendlichen Kneipe einem nachdenklichen Gesicht gegenüber sitzen und nichts zu lachen haben. Und Sorgen darüber, dass das Gras auf dem eigenen Campingplatz unüberwindbar hoch ist. Doch ich verurteile das nicht. Es sind eben nur andere Spuren auf denen sich diese Menschen bewegten. Es waren halt nicht die meinen. Nach über acht Wochen konnte ich gespannt aber beruhigt erfahren, dass Sorgen und Ängste auch in anderen Menschen wohnten und entstanden, weil sie diese vielleicht bewusst erlebten und zuließen.

Natürlich bin ich kritisch und verständnisvoll, aber ist es nicht schon immer so, dass die meisten Männer einfach nicht gerne über Ängste und Gefühle reden können? Doch für die letzten Wochen in der Reha war ich vom anderen Geschlecht umzingelt, und konnte und wollte zuhören.

Viele, die mich persönlich kennen, werfen mir mit einem Augenzwinkern vor, dass ich die Meinung vertrete, dass wir Männer natürlich das »bessere« Geschlecht sind. Das müssen wir wohl sein, weil sich die Frauen in der Mehrzahl für uns entscheiden. Aber, und das dick und fett gedruckt, in Punkto der Vermittlung eigener Ängste, darüber zu reden, und in dem Umgang mit diesen Gefühlen, damit sind sie, also die Frauen, uns Männern in der Regel haushoch überlegen. Doch wir, also die Männer, sind willens zu lernen. Ich habe stellvertretend schon mal angefangen.

Die Ruhe, die ich in den zwölf Wochen in der Rehabilitations-Klinik erfahren hatte, tat mir gut. Jedoch konnte ich nie diese Ruhe vollkommen erleben und auskosten. Wenn ich versucht habe, mich zu sehr fallen zu lassen, kam die Angst. Also versuchte ich schnell einzuschlafen, denn ich war nicht nur vor Erschöpfung müde. Denn auch die vielen Tabletten forderten mich. In jeder Entspannung wohnte auch immer im gleichen Moment die Anspannung. Ja, ich versuchte mich sogar von der Ruhe abzulenken, was zwar vollkommen paradox ist, aber nötig war.

Irgendwann versuchst Du zu lernen, wie Du Deine eigenen Gedanken abschalten kannst. Deinen Blick versuchst Du in etwas leeres zu lenken, und saugst damit die Leere auf, denn Du weißt oder glaubst zu wissen, dass Du dann weniger Schwachstellen hast oder weniger angreifbar bist, als wenn Du wachsam bist, und Du Deinen Gedanken freien Lauf gibst. Denn dann hast Du ein über sich selbst nachdenkendes Gehirn, das vor lauter Langeweile über eigene Schwachstellen grübelt. Und es findet immer welche.

Aber diese Leere ist ein fortwährendes Dahindösen. Ein Dahindösen, das zulässt, dass die Zeit verrinnt, ohne dass etwas Neues erlebt wird.

Einen Schlaganfall zu überwinden ist für den extrovertierten, der wenig über sich oder seinen eigenen Kopf nachdenkt, das Überwinden eines solchen Vorfalls, jedenfalls nach außen hin und für andere scheinbar kaum zu bemerken, nicht wirklich ein Problem.

Das Problem ist nur für denjenigen ein großes, fast unüberwindbares Problem, der nicht, oder nur wenig, durch Ablenkung davon abgehalten wird, über sich selbst, seine inneren

Funktionen oder auch seiner eigenen Meinung nach, geänderten Stellenwert in der Gesellschaft oder seiner nächsten Umgebung, nachzudenken.

Der Tag kann nach einem solchen Schicksalsschlag durch eine verminderte Leistungsfähigkeit noch so kurz geworden sein, bietet er doch entsetzlich viel Platz, seine Gedanken in seine vielleicht körperlich längst verwundene Krankheit zustecken.

Diese Gedanken können, so lange man nicht mit Verständnis davon abgehalten wird, zum Unhaltbaren ausufern. Es ist für einen Nebenstehenden schon schwer genug diese Krankheit oder Zustand zu erfassen, aber wirkliches Verständnis oder das Hineindenken ist beinahe unmöglich.

Schnell könnte es dem Partner eine Last werden, einen jetzt anderen, oder besser gesagt, geänderten Menschen, vor sich zu sehen. Hier ist es aber ganz wichtig, diese Änderung nicht etwa zu ignorieren oder vollkommen zu übergehen, sondern sie einfach als völlig neue Eigenschaft des Partners zu Betrachten und sie wenigstens ein bisschen zu akzeptieren und zum Partner hin nicht als überbewertet vorzuzeigen. Vielleicht wie die Vorliebe des Partners, alte Jeans zutragen, denn solch eine Eigenschaft ist ja auch nicht der Mittelpunkt des Zusammenlebens und fordert nicht die alltägliche Auseinandersetzung. Und doch sollte man sich als Schlaganfallspartner, nach Möglichkeit sehr subtil, von Zeit zu Zeit wie beiläufig über das eventuelle Seelenleid erkundigen, um über den momentanen Zustand Bescheid zu wissen. Das ist sehr wichtig.

Viele Menschen, so habe ich es nur all zu oft erlebt, haben keine Kenntnis darüber, wie verschachtelt und komplex das Zusammenspiel zwischen dem seelischen und körperlichen Befinden ist. Vielleicht sogar komplizierter als das perfekte Zusammenleben in einer Partnerschaft. Hier sind die Nachdenklichen wieder im Nachteil, ein Streit, ein Ärger oder eine leichte Verstimmung kann, wenn sie aus den Händen gleitet und nicht unmittelbar beseitigt wird, leicht zu einem Pingpong-Effekt im Kopf kommen. Die Gedanken können anfangen zu kreisen und unaufhörliche Schleifen bilden.

Jeder gute Programmierer kennt dieses Problem.

Solche Gedankengänge können sehr schnell zum unkontrollierbaren Tornado werden und man spürt jeden Gedanken, wie er sich durch alle, plötzlich zu eng gewordenen Synapsen, hindurchzwängt.

Aus dieser Lage kann man aus eigenem Antrieb kaum heraus. Denn man fühlt sich von diesen Schleifen umringt und letztendlich von den eigenen Gedanken wie gefesselt. Es vergeht keine Minute oder gar Sekunde, in der nicht dieses zwanghafte Fokussieren jede Bewegung bestimmt.

Und sei ein Gehirn noch so belastbar, kommt es hier zu starken Auswirkungen, wenn es an die Grenzen der eigenen Belastung gerät.

Diese Auswirkungen sind nicht selten starke Depressionen oder sonstige, für das Umfeld nicht wirklich greifbare Stimmungsschwankungen. Doch das ist »nur« psychisch.

Weitergehend können sich solche Situationen auch physisch auf einige Körperfunktionen bemerkbar machen.

Man muss es einmal erlebt haben, wenn vom Kopf rein gedanklich, Schmerzen oder Dysfunktionen projiziert, und vom Körper als echt empfunden zurückgemeldet werden.

Krämpfe, Muskelkontraktionen, Herzstechen und unregelmäßiger Atem sind nur eine kleine Palette möglicher, und für den eigenen Verstand nicht tatsächlicher Fehler.

Aber auch wenn der Verstand genau weiß, dass es sich beinahe nur um ein Versehen des eigenen Erkennens handelt, hört er doch auf die Symptome, weil sie auch eine Ursache haben. Da ist psychisches und physisches Erkennen einerlei.

Verstehen, ich meine wirkliches Verstehen, bringt nur ein Mensch fertig, der sich auch anstrengt verstehen zu wollen, oder der, der auch in diesem »Programmfehler« gefangen ist, oder war.

Wenn es heißt, dass Gott die Menschen zu seinem Ebenbild schuf, kann man dann im Umkehrschluss nicht behaupten, dass, wenn ein handelsüblicher Programmierer zu Fehlern fähig ist, dass es seinem Schöpfer auch gestattet ist, in uns kleine Fehler einzubauen? Damit stünde es 1:1.

Das ist natürlich verzeihlich, weil es Möglichkeiten für eine Lösung offen lässt, und es sie tatsächlich gibt.

Das Sprechen mit dem Betroffenen, und zuvor das Erkennen, und noch davor das Wollen. Das Wollen, seinem Partner aus den schwer zuerkennenden Krisen herauszulotsen.

Doch das Reden heißt nicht einfach nur »plappern«, sondern einfühlsames Sprechen, mit instinktivem Fingerspitzengefühl.

Und das Erkennen, das wird nicht sehr schwer fallen, je länger man seinen Partner kennt, umso besser wird man Unterschiede zu seinem »Normal« feststellen können. Ich kann mir vorstellen, dass es nicht leicht ist, wenn einige der neuen Reaktionen auch verletzend sein können. Aber wenn man weiß, dass sein Gegenüber mehr als nur einen starken Schnupfen überstanden hat, ist es doch möglich, dem entgegen zu kommen.

Und das Wollen. Ich glaube, hier muss man nichts erklären. Wenn man Angst um seinen Partner in seiner schwersten Zeit hatte, hat man doch mehr als »nur« was für ihn übrig.

Der Schlaganfall kommt mit einem Schlag, aber leider braucht er zum Verschwinden längere Zeit. Und diese ist unbestimmbar.

Auch ein Boxer fällt mit einem gut gezielten Schlag. Das dauert oft nur den Bruchteil einer Sekunde. Doch haben Sie schon einmal mitgezählt, wie lange das Aufstehen im Verhältnis zur Ursache steht? Und dieser Boxer war gewissermaßen darauf trainiert, dies einzustecken. Doch andererseits, kennen Sie jemanden, der sich sein Leben lang auf einen Schlaganfall vorbereitet? Genau das ist der Punkt. Das Unvorbereitete. Keiner schafft es, diese Situation ohne weiteres zu meistern, erst recht nicht der Hauptakteur.

Und klarere Gedanken zum neuen Erkennen seiner selbst kann er sich von einem verlässlichen Partner erhoffen. Wenn er einen hat.

Eine Lösung für einen Menschen, der alleine ist, habe ich nicht. Bringt ihm mein ehrliches Mitgefühl etwas? Nein, wahrscheinlich nicht. Trotzdem ist ihm mein Mitgefühl wahrscheinlich, und nicht nur eventuell.

●

Was Sie nicht wirklich wissen müssen:

Auch wenn die vergangenen Sätze doch sehr merkwürdig und kompliziert erscheinen sollten. Ich denke Heute, etwa 4 Jahre nach dem Schlaganfall, über einige Dinge anders. Vielleicht würde ich diese Gedankenvielfalt nicht mehr zulassen, doch in dem Zustand in dem ich war, war es das Beherrschende. Und diese Stimmungen wollte ich einfach ausdrücken.

Kapitel 32: Zum zweiten Mal nach Hause

Das letzte Wochenende verging wie im Flug. Und mit ihm die letzten gemeinsamen Mahlzeiten sowie die netten und lustigen Unterhaltungen mit meinen lieben Tischnachbarinnen.

Ich verabschiedete mich so, wie ich das immer tue. Nicht viel Zeit verlieren, einige abschließende Worte, und zum Schluss die Hände schütteln. Ich tue das nur, weil ich keinen Abschied mag. Und bei netten Menschen noch viel weniger. Schade, doch man sieht sich, wenn es nötig ist. Die Welt ist klein.

Trotzdem wird man schnell ersetzt. Ein neuer Tischnachbar wird bald gefunden und es wird gelacht und verständnisvoll gelästert, Entschuldigung, ich meine natürlich philosophiert. Man wird auch selbst vergessen, und leider vergisst man auch.

Die Fahrt nach Hause dauerte genauso lange wie jedes Mal. Doch mit dem Ende der Fahrt fing das neue Leben zu Hause an. Keine Abendstunde, in der ich meine Frau bitte, mich in die schützende Klinik zurück zu fahren, wird mehr anbrechen. Ich weiß, dass es ein schwieriger Weg wird. Doch es nutzt nichts. Alle Ängste die jetzt noch kommen werden, müssen auch bewältigt werden.

Ich stieg aus dem Auto aus und war plötzlich Zuhause.

Hier muss ich jetzt zeigen, ob und wie ich meine eigenen Ratschläge in die Tat umsetzen kann. Geben Sie mir einen Moment zum Luftholen.

Natürlich begann für mich der erste Durchgang durch die Wohnung mit dem üblichen Gedanken, in einigen Stunden wieder in der gewohnten Umgebung, also in der Reha, zu sein. Aber je näher die übliche Stunde des Wegfahrens nahte, desto größer wurde für mich die Gewissheit, dass ich mich hier in diesen privaten Mauern wieder erst an das ehemals »gewohnte Gefühl« gewöhnen muss. Ich spürte, dass es plötzlich Dinge gibt, die so vertraut sein können, dass sie doch wieder fremd sind. Selbst solche, als mittlerweile banal empfundene Dinge, wie das Atmen des Partners an meiner Seite. Früher habe ich es plötzlich nicht mehr wahrgenommen und es hat sich erst wieder in den Vordergrund geschoben, als es weg war. Und ich hatte es nicht mehr gehört, weil es unfreiwillig durch das Schnarchen meiner Zimmergenossen im Krankenhaus ersetzt wurde. Danach, in der Reha-Klinik, wurde es durch ein Nichts ersetzt. Ein Nichts, das die ganze Zeit des Aufenthalts anhielt. Irgendwann habe ich selbst diese Stille nicht mehr gehört. Aber das, was ich nicht gehört habe, das habe ich trotzdem unbewusst gebraucht. Jetzt zu Hause, gab es keine Stille mehr. Nachts war das Atmen an meiner Seite wieder da, und innerlich schämte ich mich fast dafür, dass ich es beinahe als störend empfand. Für einige Wochen hielt dieser Zustand an. Und natürlich pendelte er sich wieder in ein Raster ein, dass ich wieder als mein früheres »Normal« einstufen konnte. Zumindest so weit, wie es meine Erinnerung zuließ. Oder besser gesagt, was sie mir vorgaukelte und ich glauben sollte. Ich glaubte also meiner Erinnerung fast alles. Aber trotzdem wusste ich nicht mehr, wo mein Lieblingsplatz in der Wohnung war. Meine alte Couch war ja weg, es stand eine neue da. Es waren die ersten Falten im Leder, die durch das normale Sitzen innerhalb kürzester Zeit entstanden sind. Dieses Entstehen habe ich nicht mitbekommen, also waren mir auch die Falten fremd. „Wann wird denn hier gegessen?", dachte ich mir. Alles war entweder zu spät oder zu früh. Aber auf jeden Fall immer unpassend. Ja, auch dass die Spülmaschine selbst gefüllt werden musste, war mir natürlich nicht wirklich recht. Nicht, dass ich ein sehr verwöhnter oder bequemer Mensch bin, aber in 3 Monaten, die mit einer freundlichen Tischbedienung verfließen, kann man selbst für die Gedanken, dass dieser Komfort willkommen ist, nicht zur Verantwortung gezogen werden. Erst recht nicht nachträglich. Meine Frau war aber anderer Meinung, also half ich. Ich versuchte es als Bewegungstherapie zu sehen.

Es kam eine weitere Nacht, in der ich nicht in die schützende Reha-Klinik gefahren wurde. Doch je mehr Nächte kamen, umso mehr gewöhnte ich mich, oder besser gesagt, fiel es mir doch langsam auf, dass ich hier zu Hause bin.

Ich war erstaunt, als ich nach und nach erfuhr, wie viele Menschen sich um mich sorgten. Mein Erstaunen steigerte sich, als ich mich zwang, über die folgende virtuelle Simulation nachzudenken. Ich hatte ja genug Zeit, also tat ich es. Ein Mensch in meinem Umfeld erleidet einen Unfall, der sein Wohlbefinden vollkommen verändert. Mit diesem Menschen hatte ich vielleicht ein oder zwei Mal im Monat gelegentlichen Kontakt. Der Kontakt entstand jedes Mal rein zufällig, vielleicht fuhr ich mit dem Wagen an ihm vorbei oder ich sah ihn zufällig beim Einkaufen. Ein kurzes Gespräch von zwei belanglosen Sätzen. Das Wetter, die Preiserhöhungen von Weichkäse oder Stammtischpolitik. Die Sympathie war sozusagen gewöhnlich und ohne freundschaftlichen Tiefgang. Man kannte sich eben. Aber dann hörte ich, dass dieser Besagte verunglückte. Er hat zwar sein Leben nicht verloren, aber es war sehr knapp und die Genesung wird nicht sehr bald erfolgen. Welche Gefühle empfinde ich jetzt für diesen Menschen? Ein nahestehender Mensch, ein Verwandter, ein Freund, und die Situation ist klar. Man sorgt sich, weil man doch einen nahestehenden Menschen um ein Haar verloren hätte und ist froh darüber, dass man ihn in seiner Umgebung behalten durfte, weil er zu seinem Leben gehörte. Und natürlich weil bei einem härterem Schicksalsschlag seinerseits zwangsläufig eine Lücke entstanden wäre. Aber was ist mit dem, den man nur flüchtig kennt? Hat denn die beiläufige Diskussion über den Weichkäse nicht auch einen Stellenwert dargestellt? Wenn auch nur zum kleinen Teil und beiläufig. Mal ehrlich, wer erkundigt sich wirklich eingehend über jede Seele, die zur Lücke wurde? Viele denken gar nicht darüber nach, oder erkennen nicht, dass es wichtig für die betroffene Person sein könnte. Wichtig um zu erkennen, dass man durch sein eigenes Dasein eine, wenn auch noch so kleine, Lücke in einem anderem Leben füllen kann. Nur allzu oft habe ich versäumt, darüber nachzudenken. Und es wird mir mit Sicherheit immer wieder passieren. Vielleicht auch reduzierter. Im Krankenhaus hörte ich von meiner Frau immer wieder Grüße von Nachbarn oder Bekannten, von denen ich nicht erwartete, dass sie sich extra die Mühe machen würden, meine Frau zu bitten, Grüße an mich ausrichten zu lassen. Das mag für manchen so klingen, als hätte ich das beiläufig zur Kenntnis genommen. Aber bei jedem Gruß, egal von wem, merkt man, dass man wie ein Reißverschluss mit dem Leben und sehr vielen der Mitwirkenden verzahnt ist. Das stärkt den inneren Rücken und lässt sich selbst aufgrund des Erlebten nicht mehr so nutzlos vorkommen. Dieser Gedanke mit dem Nutzlosen klingt hart, aber man hinterfragt zwangsläufig, aber nicht bösartig, seinen Stellenwert wenn der Tag doch mal 24 Stunden hat. Die Nachfragen nach dem Befinden von anderen Menschen saugt man aber trotzdem dankbar und wertvoll auf.

Nachdem ich mich einige wenige Tage eingelebt hatte, kam die Realität in der Form des Blutabnehmens beim Hausarzt zurück. Es wurde zwar erst letzten Freitag in der Reha-Klinik gezapft, aber welcher Arzt lässt sich das nehmen. Glaube nur dem Messergebnis, das Du selbst gefälscht hast, sagt man uns Technikern nach. Aber es ist schon richtig selbst nachzumessen. Denn nicht nur ein zu hohes Messergebnis kann Konsequenzen haben, sondern auch das falsch notierte oder das verfälscht Übermittelte. Es mussten die Werte der Schilddrüse und auch der Quick-Wert geprüft werden, damit ich neu eingestellt werden kann. Beim Wort »Einstellen« sehe ich immer eine offene Motorhaube mit einem rotierenden Vergaserschraubenzieher, der in meiner öligen Hand steckt, vor mir. Doch das »medizinische Einstellen« aller abweichenden Ergebnisse bedeutet, die zu hohen Werte mit mehr oder weniger Medikamenten, und die zu niedrigen mit eben etwas mehr oder weniger Medikamenten nach oben oder unten zu drücken. Es kommt hier auf die Sichtweise und die richtige Krankheit an.

Zu viele Medikamente bedeuten oft häufige Unverträglichkeiten. Und unverträglich ist es unter Umständen auch für die Leber. Die muss versuchen, alles chemische Unbrauchbare aus dem Blut zu entfernen. Oder Brauchbares gewandelt wieder zurückzuführen. Sie ist in vielen Aufgaben mit einem selbstregenerierenden Ölfilter zu vergleichen. Allerdings sieht die Leber etwas anders aus, vergleichen sie das nächste Mal bei ihrem Metzger.

Die Werte, auf die der Allgemeinmediziner mit einem gezielten Stirnrunzeln reagiert, waren bei mir auch glücklicher Weise in Ordnung. Allerdings hatte mein Hausarzt die Einstellung meines bisherigen Quick-Wertes kritisiert. Ein kurzes „Hm, falsch eingestellt" unterstrich das. Ich ahnte worauf das hinauslief. Kontrollen in kürzeren Abständen. Die Abstände hießen zwei Mal in der Woche. Wenn ein Kind brav ist, bekommt es ein Eis. Mein Eis hieß: Einmal im Monat. Mein Quick-Wert pendelte in den kommenden Tagen auf und ab. Bis sich mein Blut mit meinem Hausarzt auf den Weg der goldenen Mitte einigte, vergingen etwa zwei Wochen. Dort verhielt sich das Messergebnis dann wie festbetoniert. Und eine Blutabnahme, die nur noch einmal im Monat stattfand, war für mich akzeptabel. Woher der Quick-Wert seinen Namen hat, wissen Sie natürlich schon. Im Übrigen beschrieb Herr Quick auch die gerinnungshemmende Wirkung der Acetylsalicylsäure. Diese Säure ist im Übrigen auch die Frühstücksbeigabe Nummer Eins am Neujahrstag.

Man kann natürlich, zumindest nach dem man an einer Schulung teilgenommen hat, auch selbst den Quick und/oder INR ermitteln. Doch ich lasse da aber lieber den Hausarzt dran, vielleicht aus reiner Faulheit. Er wohnt in der Nähe.

Der INR-Wert verhält sich übrigens zum Quickwert umgekehrt proportional. Das heißt, wenn der Quickwert sinkt, wird der INR-Wert größer. Die Gerinnungszeit verlängert sich, die Blutungsneigung nimmt zu. Und man muss länger aufwischen.

●

Nachdem das mit dem Quick-Wert einigermaßen geregelt war, stand ein Besuch beim Neurologen an.

Ich kannte ihn bereits von einer früheren Untersuchung, die wegen einem Herzstechen mit unbekannter Ursache durchgeführt wurde. Und wo man schon mal da ist, lässt man, sofern sich der Arzt willig zeigt, noch einige Dinge nachschauen. Ich hatte damals mit dem Rauchen aufgehört. Aber das blöde Gefühl, dass es in der langen Zeit der Nikotinzufuhr zu nachhaltigen Schädigungen gekommen ist, ließ mich nicht los. Ich rauchte in dieser Zeit immerhin 3 Schachteln filterlose Zigaretten pro Tag. Stark und schwarz. Das damalige Ergebnis für alle, für den Neurologen erreichbaren Adern, war zufriedenstellend. Oft sind die Hauptschlagadern nicht immer im besten technischen Zustand. Häufig ist hier starker Rohrfraß zu sehen. Aber jetzt waren die Umstände des Besuches anders und ich kam nicht in der allerbesten Verfassung in diese Praxis. Trotz eines Termins warteten meine Frau und ich schon eine lange Zeit bis zum Aufruf. Das ganze Umfeld nagte an meinen Nerven. Alle Fenster im Wartezimmer standen zum Lüften offen, um die Wärme und die stickige Luft nach außen abzuführen und gegen neue unverbrauchte Wärme auszutauschen. Dazu kam dieser Lärm des Straßenverkehrs und der Baustellen in der Umgebung. Die Wartezeit zog sich wie ein Gummiband und wurde auch mit meinen nervigen Nachfragen an der Theke nicht kürzer. Ich wurde sehr nervös, zumal ich jetzt merkte, dass meine Hände, die die abgegriffenen Illustrierten hielten, mit dem Muskelzucken begannen. Zur Not hatte ich ja noch eine Beruhigungstablette dabei, die ich immer für solche Momente bei mir führte. Und dieses Wissen gab mir Sicherheit. Endlich wurde ich aufgerufen und musste auf einem EEG-Stuhl Platz nehmen. Meine Unruhe wuchs. Die Tablette hatte meine Frau bei sich, und die war momentan unerreichbar im Wartezimmer. Meine Frau auch. Warum steigerte sich jetzt mein Zittern? Ich glaube, die Prozedur erinnerte mich an das Krankenhaus, als ich noch hilflos ans Bett gefesselt war und zur gleichen Untersuchung ständig in den Krankenhauskeller geschoben wurde. Die Bilder sind einfach festgebrannt. Wieder hielt die Zeit an. Die Bilder wurden realer. Endlich kam die Assistentin des Arztes herein und teilte mir mit, dass das Anfangen des EEG noch ein bisschen dauert. „Die Prozedur nimmt übrigens dann etwa zwanzig Minuten in Anspruch", sagte sie mir in einem Tonfall, als ob mir das Warten nichts ausmachen würde. Doch das halte ich nicht aus. Ich verlangte nach meiner Frau. Beide, also meine Frau und die Beruhigungstablette, kamen nach einem kurzen Moment herein. Ich nahm nur eine halbe Tablette. Für den Fall, dass sich die Situation verschärfen würde, habe ich dann noch eine Reserve bei mir. Endlich bekam ich die Haube aufgesetzt, und schließlich auch diese schicken »Lockenwickler«, die meine elegante 2 mm Kurzhaarfrisur ruinierten. Ich durfte nichts sagen und sollte an nichts denken, was recht schwierig war. Wo doch das Ablenken am besten helfen würde. Ich spürte die beruhigende Wirkung der Tablette. Eine halbe Tablette wirkt nicht stark, aber man glaubt durch das Einnehmen an eine verstärkte Wirkung. Das ist schon ausreichend. Während ich verbotener Weise doch an einiges dachte, waren die zwanzig Minuten auch schon vorbei und wir durften ins Sprechzimmer. Die üblichen Untersuchungen folgten: „Beide Hände nach vorne, bitte machen Sie eine Drehbewegung....". Woher kannte ich das nur? Danach verschrieb mir der Neurologe nur noch zum Aufstocken meiner Lagerbestände meine Antiepileptika. Und schon war ich draußen. Ich atmete beruhigt auf, denn die Tablette wirkte noch und war jetzt nicht mehr nötig. Der nächste Besuch war erst in einem viertel Jahr angesetzt.

Ohne EEG, aber mit einem völlig neu renovierten Wartezimmer fand dieser Termin statt. Ich war zu diesem Zeitpunkt schon innerlich so weit gefestigt, dass ich jetzt keine Tablette zu meiner Beruhigung brauchte. Aber jetzt stellte der Neurologe die Frage, wann ich wieder einsatzfähig bin. So so, dachte ich, Autofahren darf ich nicht, aber das Arbeiten ist erlaubt. Der Facharzt hielt sich natürlich strikt an die

Empfehlung des Entlassungsbriefes vom Krankenhaus. Die Empfehlung hieß ein Jahr. Wenn er das ganze vorverlegt, trägt er die Verantwortung. Also bleibt es bei einem Jahr. Gerechnet ab dem Tag der Entlassung aus dem Krankenhaus. Doch momentan konnte ich auch ganz gut ohne Auto. Aber ich konnte nichts mit mir anfangen, wenn meine Konzentrationsfähigkeit und auch mein Durchhaltevermögen im Keller waren. Nicht so weit, dass ich meine Arbeit, auch nicht im geringsten Maße, wieder aufnehmen konnte. „Fordern Sie sich" sagte der Neurologe. Doch nach zwei bis drei Stunden der Anstrengung war immer noch Schluss. Es hatte sich nichts geändert. Ich startete zwar immer wieder Versuche, um meine normale Konzentration zu festigen. Ich stellte mir Scheinaufgaben in einem Tabellenkalkulationsprogramm und versuchte sie zu lösen. Es war viel zu oft erfolglos.. Was ich früher mit Leichtigkeit lösen konnte, bereitete mir jetzt Schwierigkeiten. Mir fehlten die Ansätze um, zumindest für meine Verhältnisse, einfache Formeln aufstellen konnte. Je mehr ich versuchte, umso mehr kam ich an meine Grenzen. In meinem Gehirn hatte wirklich ein schwerer Radiergummi getobt. Schwierig war es natürlich auch, meinen Ärzten oder Mitmenschen davon zu erzählen, oder es glaubhaft zu vermitteln, wo meine Probleme lagen. Wenn man einen guten äußeren Allgemeinzustand hat, ist es schwer anderen zu sagen, dass man innerlich sehr erschöpft ist. Ich hoffe, dass meine Ärzte das trotzdem mitbekommen haben. Widernatürlich denkt man als Patient sehr oft daran, dass die eigenen Geschichten keiner glaubt. Aber das legte sich natürlich, als ich von verschiedenen Stellen erfuhr, dass mein Zustand ein klassisches Krankheitsbild oder ein fast normaler nach meinem Erlebten ist. Also doch nichts Besonderes.

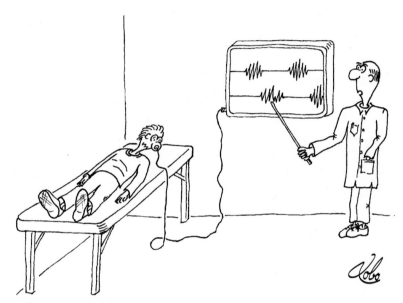

Ich glaube, ich habe ihr Epizentrum gefunden!

Was Sie nicht wirklich wissen müssen:

Der doppelsinnige Begriff EEG bedeutet zwar auch Erneuerbare-Energien-Gesetz und das kennen Sie ja von Ihrer Stromrechnung, aber in diesem Fall hat dieses Akronym nur was mit dem Kopf zu tun. Auf der einen Seite heißt es Elektroenzephalografie. Dieses setzt sich zu einem von dem griechischen Wort Encephalon für Gehirn, und Graphein, also das Schreiben, zusammen. Dies ist erstmal die Methode der medizinischen Diagnostik zur Messung der sogenannten summierten elektrischen Aktivität des Gehirns. Es werden hier die Spannungsschwankungen an der Kopfoberfläche aufgezeichnet. Das war die Methode. Und zum zweiten folgt die eigentliche Darstellung, also der Ausdruck der so wie der letzte Börsenbericht aussieht. Das ist das Elektroenzephalogramm und damit es nicht komplizierter wird, wird es ebenfalls mit EEG abgekürzt. Allerdings werden hier die Schwankungen der Aktivitäten graphisch visualisiert.

Kapitel 34: Und wieder die Schilddrüse

Für die genaue Analyse meiner Schilddrüse riet mir mein Hausarzt zu einem Spezialisten zu gehen, mit dem er sehr gute Erfahrungen gemacht hatte. Die Behandlung und Diagnostizierung der Schilddrüse gilt als etwas Besonderes und ist nichts für Ärzte, die einen eigenen Jägerzaun um Ihre Praxis gezogen haben. Sondern hier muss es eine große Gemeinschaftspraxis sein. Die kann aber auch umzäunt sein. Und weil sich auf der Visitenkarte einer Gemeinschaftspraxis mehr Namen tummeln, klingt das auch vornehmer. Man ist ja schließlich Facharzt. Und beim Facharzt bekommt man nicht einfach einen Termin, weil man einen braucht, man bittet darum. Je wichtiger ein Arzt sein will, umso länger sind die Wartezeiten. Damit wächst die Hochachtung zum jeweiligen Arzt, denn man ist mürbe und gefügig allein vom Warten. Und das schon vor der ersten Behandlung. Proportional zur Wartezeit des kommenden Termins ist die Einrichtung des Wartezimmers und auch der Patientenanmeldung. Nämlich großzügig bemessen. Die Damen tragen hier keine weißen Kittel, denn sie sind fast richtige Empfangsdamen. Wenn für mich nicht immer die Vorahnung einer eventuellen Blutabnahme wäre, dann könnte ich mich richtig wohl fühlen. Also blieb das Wohlfühlen erstmal aus.

Der erste Vorstellungstermin kam trotzdem. Und da ich die Gewohnheiten der Schilddrüsenärzte kannte, und weil die Praxis in einer Großstadt war, ich habe naturgemäß etwas gegen Großstädte, nahm ich vorsorglich eine Beruhigungstablette. Übrigens, die erste seit vielen Wochen. Nicht, dass sie etwas Falsches von mir denken, weil es nach Ihrer Zeitrechnung erst einige Zeilen her ist. Ich staunte nicht schlecht als wir ankamen. Es war eine sehr vornehme Praxis, die dementsprechend zum eben beschriebenen Empfang passte. Und das Wartezimmer war nicht einfach nur ein Wartezimmer, es war ein Multi-Media-Wartezimmer. Als ich in den bequemen Stühlen Platz nahm, sah ich den zweiundvierzigzölligen Plasma-Bildschirm an der Wand. Hier wurde ein richtiger Film über die Praxis und deren

Arbeitsweisen abgespult. Nach dem zweiten Zyklus konnte man sich schon an die ersten Sequenzen erinnern und nach dem dritten Zyklus schaute kaum noch einer der Patienten hin. Willkommen im 21. Jahrhundert.

Wir, meine Frau und ich, wurden aufgerufen und gingen in das Sprechzimmer. Der Arzt, sehr höflich, nahm sich Zeit und hörte meine Leidensgeschichte im Zeitraffer meiner Erzählung an und untersuchte auch schließlich meine Schilddrüse per Ultraschall. Zwischendurch meinte er: „Also wenn die Schilddrüse wirklich ausgeschaltet werden sollte, wüsste ich keinen, der die Verantwortung bei der Operation übernehmen möchte. Ihre Vorgeschichte ist für eine OP zu kompliziert".

Das Ultraschall-Gel fühlte sich auch beim Abwischen kalt an. Ich war erleichtert, weil die Untersuchung beendet war und was soll denn jetzt noch kommen. Geschafft. Von wegen. „Nur noch zum Blutabnehmen und Sie können gehen" sagte eine Stimme. Gut, dass ich eine ganze Tablette genommen habe, schnell auf die Liege drauf und es geht heim, dachte ich. Das Stechen ging schnell, aber „Bleiben sie noch kurz liegen", sagte die junge Frau, und nahm wie beiläufig den Blutdruckmesser zur Hand. Oh, „210 zu …äh, Sie sollten noch einen Augenblick liegen bleiben". Das brachte meinen ganzen Zeitplan durcheinander. Fünf Minuten später… »200 zu …«. Die Stimme meldete sich mit einem kurzen „Jetzt müssen wir da aber irgendwie eingreifen" zurück. Also, kommt ein Blutdrucksenker zum Einsatz. Es dauerte noch eine viertel Stunde bis der Arzt mich mit beiden zugedrückten Augen bei »160 zu …« nach Hause gehen lies. Ich möchte nicht noch einmal schreiben, wie ich mich jetzt fühlte.

Das Ergebnis wollte der Schilddrüsen-Arzt zur Besprechung zu meinem Hausarzt schicken. Und drei Wochen später war es auch schon da. Ich war wirklich sehr gespannt. Ich hing meinem Hausarzt an den Lippen „Sehr geehrter Kollege… bla bla bla… die Untersuchung am hm hm hm, hat ergeben…., dass sich keine abnorme Untersuchungsergebnisse bei dem am bla bla, wahrgenommenen Termin gezeigt haben usw usw". Was soll das denn jetzt, und wofür nehme ich die ganzen Tabletten? Das hieß, die Schilddrüse hat ihre eigentliche Arbeit vollständig wieder aufgenommen. Dass sich die Schilddrüse wenigstens ein bisschen erholen könnte, das habe ich gehofft, aber eine nahezu vollständige Regeneration, daran habe ich nicht annähernd gedacht. Zahle ich wohlmöglich doch nicht umsonst Kirchensteuer? Ich hatte noch einige Tabletten zur »Reparatur« dieser Drüse, und ich sollte sie noch nehmen, bis sie aufgebraucht sind. Es sei denn, der nächste Bluttest zeigt wieder Abweichungen.

Abweichungen sind dazu da, um zu erscheinen, wenn man sie nicht braucht. Der nächste Bluttest zeigte, dass sich das Tablettenschlucken nicht vermeiden lassen konnte. So bald das Medikament nicht mehr regelmäßig zugeführt wurde, erkannte meine Schilddrüse eine mangelnde Überwachung und eine Chance zum Freilauf. Also stiegen meine Werte wieder nach oben. Die tablettenfreie Zeit, zumindest für meine Schilddrüse hatte immerhin fast drei Wochen angehalten. Zeit genug zum Austoben. Ich musste mit der erneuten Einnahme natürlich auch wieder die üblichen Nebenwirkungen beim Anfahren in Kauf nehmen. Einige Zeit nach der ersten Einnahme fing der Puls an zu rasen. Kleine Bewegungen und Anstrengungen ließen ihn auf stolze 130 Schläge, und oft darüber, pro Minute anwachsen. Große Anstrengungen wurden mit der totalen Auslastung der Mess-Skala belohnt. Völliger Bewegungsstillstand zeigte sich mit dem Puls eines Elefanten mit etwa 40 Schlägen. Mein ursprünglich für den Sport gekaufter Pulsmesser konnte sich jetzt in seiner Flexibilität beweisen. Nach etwa drei Wochen verringerte sich endlich das Pulsschwanken. Aber verschwand natürlich nicht ganz. Jetzt war ich natürlich gespannt auf das kommende Blutabnehmen. Das erste Mal seit langer Zeit, dass ich mir beinahe den nächsten Termin herbei sehnte. Ich war wirklich darauf gespannt, ob das kurze Aussetzen des Medikaments die TSH und fT3-Werte nicht nach oben katapultiert hat.

●

Was Sie nicht wirklich wissen müssen:

Bei einer extremen Erhöhung des Blutdrucks werden in einem solchen Notfall, den ich beschrieben habe, kleine Mengen an Nitroglycerin bzw, Trisalpetersäureglycerinester, oder weil es einfacher ist, kurz $C_3H_5(ONO_2)_3$, verabreicht. Es wurde im Jahr 1847 vom Chemiker Herr Sobero erstmals hergestellt. Natürlich können Sie auch damit einen durchschnittlichen Streit in der Nachbarschaft beenden, oder auch nur die Existenz der nachbarschaftlichen Besitzgüter. Vorausgesetzt, dass Sie an ausreichende Mengen kommen sollten. Eine Formel zur zufriedenstellenden Massenbewegung werde ich an dieser Stelle nicht notieren. Nach den erstklassischen Sprengeigenschaften kann es wegen den gefäßerweiternden Eigenschaften auch zur Vergrößerung des Aderquerschnitts genutzt werden. Dies verringert den angestiegenen Fließdruck und damit sinkt auch die Gefahr auf die innerliche Sprengung des Aderwerks.

Kapitel 35: Die Therapeuten kommen wieder

Die Anlaufstellen zur Beseitigung meiner immer noch anstehenden Symptome wurden in einigen Sprechstunden geklärt. Natürlich war mir klar, dass ich die nächste Zeit nicht faul zu Hause sitzen werde.

Damit gelernte Therapeuten ein nicht all zu ruhiges Leben führen können, wurden die kranken Menschen zu Patienten erklärt. Und ich kam dann auch noch hinzu. Im richtigen Leben, also außerhalb der Reha-Klinik, gab es zwar nicht so eine geballte Ladung der Auswahl an Therapieplätze, aber auch, wenn man wie ich, relativ abgeschieden wohnt, wurde man auch im Umkreis fündig. Es mussten Physiotherapie, also die Grobmotorik, und auch die Ergotherapie, welche die Feinmotorik abdeckt, therapiert werden. Vor einiger Zeit wurde nicht weit von unserem Wohnort ein Therapiezentrum eröffnet. Dort meldete ich mich zumindest zur Ergotherapie an. Die Vorstellung verlief genauso ab, wie am zweiten Tag in der Reha-Klinik. Dieser Ablauf nannte sich Patientenaufnahme. Die typischen Fragen nach dem, was passiert ist und nach dem, was nicht mehr geht. Und im Übrigen funktioniert das bald wieder, wenn es klappt. Sollte hier wirklich das dauernd anstehende Taubheitsgefühl in meinen Fingern abgeschaltet werden? Glücklicherweise hatte ich mich noch nicht daran gewöhnen können und ich war gespannt wie das hier versucht wird. In der Klinik waren das die Erbsenzählerei und der Barcode auf dem Klebestreifen. Die Miniaturisierung der Technik hielt auch hier Einzug. Die Schüssel mit Erbsen wurde hier durch eine Wanne mit warmen Sesamkörnern ersetzt. Es ist ein komisches, aber nicht sehr unangenehmes Gefühl mit den Händen darin zu wühlen. Doch mit der Zeit fühlte sich das Ganze natürlich etwas trocken an. Es kribbelte, als ob man eine Ameisenarmee durchmischte. Und zum Schluss blieben immer wieder einige Körner unter den Fingernägeln hängen. Die musste man aber sofort heraus angeln, denn danach wurde therapeutische Knetmasse zerdrückt. Hatte man jetzt noch

Sesam unter den Nägeln, bekam die Therapeutin immer wieder große Augen, wenn beim Kneten immer wieder kleine schwarze Punkte das Gesamtbild dieser homogenen Masse störten. Das Kneten dauerte immer um die fünf Minuten. Das reicht um mein Gedankenwerk dahin zu bringen, wo es nicht hin sollte. Wie viele Hände steckten vor meiner Eigenen in dieser Masse? Waren denn auch einige Ungewaschene dabei? Ich konzentrierte mich wieder auf das Kneten. Und wenn die Vorgängerhände nun doch nicht gewaschen waren? Eine lange Walze musste mit nur einer Hand geformt werden. Danach wurde dieser Prototyp zerstört und wieder neu erstellt. Oder es wurde ein Ring geformt, in den ich alle Fingerspitzen stecken sollte, um ihn dann mit einer gleichmäßigen Bewegung vom Zentrum aus zu dehnen. Das funktionierte aber nur, wenn alle Finger gleichzeitig mit der Bewegung anfingen. Die letzen drei bekamen zwar mein Startkommando, streckten sich aber nur träge nach außen. Sehr elegant sah das nicht aus. Mich verwunderte immer wieder, mit welchen Werkzeugen die Therapeuten arbeiteten. Obwohl ich keinen Hund besitze, kamen mir diese gestachelten Walzen und Ringe, mit denen ich meine Handflächen massieren musste, sehr bekannt vor. Ich hoffte nur, dass nicht zuvor irgendein sabbernder Hund diese Beißringe als Kaugummi benutzt hatte. Diese Übung sollte die Durchblutung an den betroffenen Stellen verstärken und durch den leichten Stechreiz dem Gehirn signalisieren, dass hier noch jemand ist, der gerne mit anständigen Befehlen versorgt werden möchte. Zum Schluss dieser Standardbehandlung gab es immer für die rechte Handfläche eine Extramassage mit einem Mini-Vibrator. Damit dieses Gerät auch besser auf den ständigen Richtungswechsel beim Massieren reagierte, wurde meine Hand mit Massageöl schön klitschig gemacht. Es war farblos, aber nicht geruchlos. Daran wird wahrscheinlich noch gearbeitet. Mit rechtseitigem Kokosgeruch verließ ich schließlich die Praxis.

Auch wenn diese Termine zwei Mal pro Woche stattfanden, ist es für keinen Therapeuten möglich, auch nach 2 Monaten diese Defizite zu beheben. Zu Hause hat man mit Sicherheit nicht die Gerätschaften wie der Therapeut, aber man kann in vielen Haushaltsgeräten einen Ersatz sehen. Was spricht dagegen, mal wieder am Wohnzimmertisch mit einem Schwingschleifer die oberste Deckschicht nur zur Durchblutungsförderung abzutragen. Sehen Sie viele solcher Arbeiten mit dem therapeutischen Auge. Wenn Sie Ihre Frau daran hindern sollte, können sie immer noch ihr Selbstbewusstsein durch Überzeugungsarbeit stärken.

Als Fortgeschrittener bekam ich behutsam das Arbeiten am PC erlernt. Eigentlich, so äußerte ich zaghaft, ist mir so eine Maschine bis in deren Eingeweide sehr vertraut und ich weiß nicht, ob das zusätzlich zu meinen eigenen Übungen noch mehr bieten kann. Aber das machen schließlich alle, musste ich mir sagen lassen, und mit unterdrückter Skepsis setzte ich mich an das Plastik-Klavier. Ich will ja kein Spielverderber sein. Das kognitive Training am PC bestand zum Beispiel aus Merk- und Denkaufgaben, sowie aus Punkt- und Strichrechnen.

Die Aufgaben zum Ausbauen der Denkweise wurden etwa so projiziert: Hans ist 45, Sabine ist 39 und Frank 27. Bitte umblättern. Wie alt ist Sabine? Ich stellte mir vor, wie Sabine aussehen könnte und schätzte sie auf etwa 27. Die anderen Beiden kannte ich nicht, deswegen lag ich bei Hans richtig und Frank war dementsprechend 39. Damit war die Fehlerquote durchschnittlich. Oder es wurden Buchstaben in wirrer Reihenfolge gezeigt: »CFWYXZ«. Das ergab keinen Sinn, also behielt ich es beim Umblättern des Menüs. Die kommende Seite enthielt nur ein Eingabefeld, das zum Aufnehmen dieser scheinbar sinnlosen Kombination bereit war. Bei jeder dritten Aufgabe kam ein Buchstabe hinzu und die Anordnung änderte sich. Bei »XFHNCXJH« angekommen gab es keine Steigerung mehr, und ich konnte es mir beim Umblättern trotzdem merken. Alles andere, bei dem eine Abhängigkeit bestand, ging unter. Das Wirre war im Kopf, so kannte ich es schon aus der Reha. Uns Männern wird das natürlich auch ohne Schlaganfall nachgesagt. Wenn ich beim Rätseln falsch lag, ärgerte ich mich über meine Vergesslichkeit, aber nicht im Bösen. Sofort sagte meine Therapeutin dass sie damit auch Probleme hat. Ich hatte diese starken Probleme vorher nicht, deswegen bin ich hier. Und deswegen steht es mir zu, dass ich mich ärgern darf. So lange es im gewissen Rahmen bleibt. Um mich aufzumuntern sagte sie es immer wieder. So oft, bis ich mich jetzt darüber ärgerte. Ich beschloss dieses aufmunternde »ich habe damit auch Probleme« zu beenden. Das nächste „Ich habe damit........" kam und ich fiel ihr freundlich ins Wort: „Ich wüsste da einen guten Therapieplatz, in dem das geregelt werden kann". Von diesem Moment an hatte nur noch ich diese Probleme. Aber deswegen gehe ich ja zur Therapie.

Die Physiotherapie soll dazu dienen, die körpereigenen Einschränkungen bei den alltäglichen Bewegungen etwas oder so weit wie möglich zu mindern. Eines der vielen Problemen war unter anderem der gestörte Gleichgewichtssinn. Allerdings konnte dieses Problem schon durch Kräftigungsübungen innerhalb meiner Reha-Zeit in Grenzen gehalten werden. Die besten Therapien waren eigentlich die, die ich mir selbst verschrieb. Und ich hielt sie eisern durch. Eisern, bis zum bitteren Nachlassen. Der innere Schweinehund sorgt auch bei Schlaganfallpatienten zum Stilllegen guter Vorsätze. Warum bekommt der nicht mal einen Schlaganfall, dachte ich mir. Blödes Mistvieh. Also brauchte ich schnellstens einen Coach. Dieser Coach war weiblich, also konnte es heiß werden. Nicht, dass Sie jetzt schlecht von mir denken, aber die Besitzerin der Therapieräume sparte am Gebrauch der Technik und ließ das installierte Kältegerät aus. Die großen Glasscheiben fingen die warmen Sonnenstrahlen ein und wärmten das Innere auf mollige 30°C im Schatten der Turnmatten auf. Die Schweißperlen entstanden schneller als die Luft diese produzierte Feuchtigkeit aufnehmen konnte. Und so rannen sie unaufhaltsam über die Stirn und fielen genau auf die Stellen der Matten, auf die man sich bei der nächsten Bewegung stützen sollte. Wenn sich genug Tropfen auf der Turnmatte gesammelt hatten, gab es oft die gleichen Geräusche, als wenn man einen alten Gummistiefel aus dem Matsch zog. Natürlich wurden ähnliche Übungen wie in der Reha gemacht. Deswegen kamen auch hier ähnliche Probleme auf.

Obwohl mein Schlaganfall auf der linken Seite stattfand und dementsprechend die rechte Seite betraf, konnte ich viele der Gleichgewichtsübungen rechtsseitig wesentlich besser ausführen. Meine Therapeutin wunderte sich auch darüber, aber es ließ sich eben nicht ändern. Trotz der technischen Verdrehung konnte ich mich nicht vor dem Weitermachen drücken. Haben Sie schon mal versucht, auf einem plattgedrückten Luftballon aufrecht zu stehen, und das Ganze auf einem Bein? Es fühlte sich merkwürdig an. Verlagerte ich mein Gewicht auf die Ferse, versank sie im Nichts. Dann musste ich etwas mehr mit den Zehen nachhelfen und stand somit ganz auf den Zehenspitzen. Eine Mitte gab es noch nicht. Diese fand ich erst als der Boden etwas fester wurde. Aus dem platten Luftballon wurde ein Teller. Unten konvex und oben eben. Damit kam ich doch besser zurecht. Jetzt fand ich meine Mitte und konnte für meine Verhältnisse lange auf einem Bein stehen. Zumindest so lange, wie ich geradeaus schauen konnte. Wenn ich einen Blick nach unten wagte, kam ich ins Trudeln und die Mitte war weg. Also schaute ich nicht mehr runter, um gerade zu stehen. Mit der Zeit konnte ich immer länger den aufkommenden Schwindel unterdrücken. Aber weil ich das so gut konnte, wurde die Übung gesteigert. Meine Therapeutin fing an, mich zu schubsen. In einer verrauchten Kneipe wäre das schon eine Aufforderung, um vor die Tür zu gehen. Doch hier war ich nachsichtig. Also verlagerte ich meine Gedanken auf die Konzentration, um dieses Wanken abzufedern.

Interessant war eine riesige Rolle mit etwa 60 cm Durchmesser und mit einer Länge von zwei Metern. Auf die Hände und Knie gestützt versuchte ich die Rolle daran zu hindern, unter mir wegzurollen. Das gelang mir auch nach einiger Zeit. Jetzt wurde die zweite Stufe gezündet. Den linken Arm nach vorne und das rechte Bein nach hinten strecken. Wenn es gut ging, konnte ich wechseln. Als mir die Wiederholung auch bei der nächsten Stunde gelang, warf ich nur zum Spaß ein, dass ich jetzt auch mal den linken Arm und das linke Bein ausstrecken könnte. Es war ja nur ein Spaß. Mit weiblichen Therapeuten sollte man nicht spaßen, denn es ist ihr Beruf. Nach ihrem knappen „Ja!", wollte ich meine Meinung revidieren, aber gesagt ist gesagt. Aus der Physik betrachtet, geht das gar nicht. Therapie hält sich aber nicht an die Physik. Nach einigen wackeligen Versuchen, denn ich wollte die Therapeutin davon überzeugen, dass es nicht funktionieren kann, klappte es tatsächlich. Es klappte so gut, dass meine Therapeutin es auch versuchte. Eine Therapeutin muss schließlich mehr können als ihr Patient. Aber es gelang ihr bei weitem nicht so gut wie mir.

Hatte ich schon erwähnt, dass wir »Schlagangefallenen« nicht so wie »Normale« ticken? Die Rache des Körpers kam regelmäßig nach den Therapiestunden. Das hieß einfach nur Erschöpfung. Kurzzeitige Anstrengungen sind ok, aber ab einer gewissen Dosis untragbar.

Die Zeit der Bewegung inklusive Sauna ging zu Ende, weil ich viele dieser Übungen auch zu Hause machen konnte. Ich hatte mir schließlich einiges an Gerätschaften zugelegt. Ich wollte sie benutzen und sie nicht verrotten lassen. Natürlich ging das gut. In Stunden gesprochen, eine richtige Ewigkeit. Doch wieder wuchs, wie Phönix aus der Asche, der innere Schweinehund empor. Ich einigte mich mit den Übungen auf jeden zweiten Tag. Der Kompromiss folgte mit einem Tag trainieren und zwei Tagen ruhen. Die Ruhe ließ sich aber noch steigern, denn das Wetter schlug um und ich schaute dem Wind und den Regentropfen lieber aus dem Fenster zu, statt das Wetter auf dem Gesicht zu spüren. Das Fahrrad wurde wieder in die Garage gestopft und die Walking-Stöcke kamen in den Keller. Weil ich hier ein Laufband und einen Hometrainer hatte, kam auch kein schlechtes Gewissen auf. Zumindest solange ich die Geräte benutzte. Doch ich dachte nicht immer an mein wichtiges Training, denn der Keller war zwei Stockwerke unter mir.

Ich verlagerte mein Training jetzt mehr auch meinen Kopf, mein Körper funktionierte ja jetzt, den Umständen entsprechend, zufriedenstellend. Einen Schritt nach dem anderen. Und der zweite Schritt lässt den Ersten schnell vergessen.

In nicht allzu langer Zeit sollte ich ja wieder in das Arbeitsleben integriert werden, und da war es wichtig, das Arbeiten teilweise zu simulieren. Fast jeden Tag versuchte ich ein Stück meiner kognitiven Kondition zurück zu gewinnen. Der Erfolg meiner Methode konnte sich allerdings nicht wirklich sehen lassen. Ich wollte mich natürlich nicht selbst unter Druck setzen, aber ich musste mir die Verringerung, gemessen an meiner früheren Leistung, eingestehen.

Ich musste mir natürlich auch eingestehen, dass eine Mitschuld auch mein schlechter seelischer Zustand hatte.

●

Kapitel 36: Hallo Dr. Freud

Die Psyche wirkt sehr stark auf den gesamten Zustand des Körpers ein. Die starken Krämpfe die ich während der ersten Tage im Krankenhaus hatte, konnten nicht einfach nur mal so und auf die Schnelle, und mit der Hilfe der Zeit, abgebaut werden. Falsche Scham oder Vorurteile nutzen nichts, wenn Hilfe nötig ist.

Auf der Überweisung stand jetzt mit Nachdruck: »Abnorme Erlebnisverarbeitung«. Die Erlebnisse, die ich in den ersten Kapiteln beschrieb, sind es wert, dass sie behandelt werden. Starke Tabletten, die das Gehirn nach unten drücken, um Anfälle in der beschriebenen Art zu verhindern, können laut Beipackzettel Veränderungen in Gang setzen. Vielleicht sogar Veränderungen in der eigenen Persönlichkeit hervorrufen. Zumindest glaubt man das irgendwann selbst. Einer muss immer der Schuldige sein. Wer das alles nicht erlebt hat, hat keine Vorstellung davon. Ich beschäftigte mich selbst lange mit diesem Thema. Allerdings vermied ich es, mich in irgendetwas Nicht-Existentielles hinein zu steigern. Doch gegen die eigenen Wahrnehmungen kann man sich nur sehr schwer wehren. Ablenkungen zeigen zwar sehr gute Ergebnisse, wenn auch kurzzeitig, aber irgendwann im Laufe des Tages beginnt auch die beste Ablenkung zu sinken. Und die Ablenkung ist nur eine Überdeckung des gesamten Problems. Wenn man einen Fleck am Arm hat, genügt es nicht ein Heftpflaster draufzukleben. Denn der Fleck bleibt. Zwei Möglichkeiten stehen zur Verfügung. Vergessen, oder sich seinem Problem gegenüber zu stellen. Welche Möglichkeit die Richtige ist, ist schwer herauszufinden. Die Entscheidung kann zufällig gefunden werden, oder durch einen Spezialisten.

Die erste Stunde bei meiner Psychologin war keine Enttäuschung. Meine Erfahrung war gefestigt und so war ich im Vorteil. Es gibt nirgendwo eine schwarze Ledercouch. Die Realität hat Armlehnenschoner. Vielleicht haben hier schon einige Patienten ihre Fingernägel tief in die Polster geritzt. So setzte ich mich in den Sessel und erzählte von vielem, was mich berührt.

Alle Ängste sind eine Summe seiner eigenen negativen Erfahrungen, die man nicht versteht. Analysieren der Summen kann nur, wer die Teilsummen kennt und auch versteht. Die Teilsummen dieser Geschichte nennt man Lebensabschnitte. Also erzählt man drauf los und beginnt von vorne. Egal wo man selbst das »von vorne« ansetzt, es ist nicht »von vorne« genug. Währenddem ich diese Fortsetzung des Films »Das war mein Leben« erzählte, bekam ich selbst einige Einsichten von dem, was ich eigentlich getan habe. Es gelang mir unter der Anleitung meiner Psychologin wenigstens einige Dinge selbst zu erkennen. Für viele andere Probleme bekam ich Denkanstöße, die mir weiterhelfen konnten.

Ich erkannte, dass ich zu wenig Egoismus besaß. Ich wurde zu diesem Thema auch oft genug von ihr ermahnt. Und auch, dass ich mir zu viele Gedanken über Probleme machte, die entweder ich nicht zu verantworten hatte, oder die mich gar nichts angingen. Immer wollte ich in alle Geschehnisse um mich herum einhaken. Gab es Unstimmigkeiten, versuchte ich einzugreifen, um wenigstens zu vermitteln. Jeder Einfluss durch meine Umwelt streifte mich nie, sondern traf mich immer direkt. Volle Breitseite. Alles nahm ich viel zu persönlich, weil es auf mein eigenes »Ich« wirkte. Und ich versuchte die Dinge, die ich sah, so zu biegen, damit ich einverstanden war. Warum sollte ich meine Umwelt so lassen, wie sie ist, wenn ich die Fähigkeit, oder besser gesagt, den Drang dazu habe, sie anzupassen? Einen versäumten Versuch der Änderung wollte ich mir selbst nicht vorhalten wollen. Mein Leben und meine Umgebung müssen doch mir allein gefallen. Doch das alles verbraucht Energie. Sehr viel Energie. Und wenn eine Menge Energie nach einer Seite gelenkt ist, dann wird der eigene Schutzschild an anderen Stellen geschwächt. Und genau hier war ich angreifbar und ließ die Schwachheiten zu, die ich jetzt bewältigen musste.

An den Stellen, an denen ich früher Stärke bewies, war ich plötzlich schwach. Was ich früher nur und ausschließlich aus eigener Regie schaffte, konnte jetzt nur gelingen, wenn ich Hilfe bekam.

Selbstständigkeit wandelte sich in Hilflosigkeit. Alles kehrte sich um, und ich konnte diesen Vorgang durch nichts und mit keiner eigenen Tat aufhalten. Ich schaute nur zu, mit der Fähigkeit eines Fernsehzuschauers, dem es unmöglich ist, das Programm zu ändern. Außer mit Leserbriefen. Das Leben war der Regisseur und er war nicht bereit, auf die Einwände des Hauptakteurs zu hören.

Selbsterkenntnisse zu entdecken war schon sehr wichtig in dieser Zeit. Doch die Angst, dass sich die vorangegangene und schlimme Zeit wiederholen könnte, steckte in meinen Knochen und ließ mich nicht zur Ruhe kommen. Diese »abnorme Erlebnisverarbeitung« war wirklich abnorm. Und deswegen stand so es auf dem Überweisungsschein drauf. Ein kleiner Klick im Gehirn, unbedeutend und kurz, und schon beherrscht er mein Leben. Doch die Hauptfrage, die ich stellte, also die Verdrängung oder das Entgegenstellung, konnte meine Psychologin nicht sehr eindeutig beantworten. Ein solches Trauma ist schwerwiegend und geht an die eigenen psychischen Belastungsgrenzen. Und oft genug darüber hinaus. Ich benötigte also noch speziellere Hilfe als die, die ich momentan hatte. Nicht ersetzend, sondern zusätzlich.

Ich ging zu einer spezialisierten ambulanten Klinik für Traumata. Hier werden ständig ähnliche Fälle behandelt. Der erste Termin hatte die gleichen Bestandteile aller ersten Termine. Das Vorgespräch dominiert eben immer. Das Typische: „Wer sind Sie, und wenn ja, warum tun Sie nichts dagegen?". Danach folgt der zweite Termin. Und dieser Termin hieß Diagnose. Ich bin ein vollkommener Laie in jedem medizinischen und psychologischen Gebiet, oder maximal ein interessierter Laie. Und doch stellte ich mir eine psychologische Diagnose anders vor. Es wurden mir gezielte Fragen gestellt und jede Antwort bekam eine Zuordnung nach einem Punktesystem. Nach diesem Interview bekam ich sofort das Ergebnis mitgeteilt. Die junge Frau, die mir alle Fragen stellte, war sehr nett, aber mir kam die Untersuchung wie ein Preisausschreiben vor. Volle Punktzahl erreicht, herzlichen Glückwunsch, Sie haben gewonnen, Sie haben Panikstörungen und auch muntere Depressionen.

Das hatte ich mir doch etwas anders vorgestellt. Und ein Laie in meinem Fach, wird sich mit Sicherheit über meine Art technische Fehler zu finden, auch wundern können. Leider wandelten sich die Verfahrensweisen in den darauf folgenden Terminen nicht gravierend. Wenn ich es nicht besser wüsste, könnte ich glatt zu der Erkenntnis kommen, dass ich an etwas leide, dass ungewöhnlich und unheilbar ist. Doch ich merkte die Unbeholfenheit der Hilfe, die mir hier in einer namhaften Klinik oder Einrichtung angeboten werden sollte. Zumindest ich war hier fehl am Platz. Es tut mir Leid, dass ich so kompliziert bin.

Inzwischen war seit meinem Schlaganfall ein Jahr vergangen und seit einiger Zeit nahm ich meine „Aufheller" nicht mehr. Ich habe mich natürlich freiwillig dazu entschieden, diese Tabletten abzusetzen. Ich erkundigte mich in allen, mir zur Verfügung stehenden Quellen, über mögliche Absetzerscheinungen. Es kann ja einiges ungewöhnliches vorkommen. Aber Achtung, wenn Sie zu blauäugig im Internet recherchieren. Es gibt wirklich zu viele Seiten von stark psychisch Kranken. Diese Menschen haben ganz andere Probleme und eventuelle Erfahrungsberichte konnte ich nicht auf meine Person anwenden. Es war alles zu extrem geschrieben. Also versuchte ich meine eigenen Erfahrungen zu machen und auszuleben. Ich baute die Einnahme der Tabletten innerhalb von etwa zwei Monaten mit gleichmäßig sinkender Dosis ab. Ich ging deswegen so behutsam vor, damit ich keine der »angsteinflößenden Beschreibungen«, die auf dem Waschzettel standen, bekomme. Sie kennen das bestimmt, Schweißausbrüche zwischen zwei und vier Uhr nachmittags, unplanbare Schwangerschaften und so weiter. Meine Entscheidung und Vorgehensweise war letztendlich richtig. Ich hab es ja überstanden. Ich hoffe, dass ich mich auch weiterhin im Griff haben werde, dass ich nicht mehr auf diese Art Tabletten zurückgreifen muss.

Nach etwas über fünfzig Sitzungen war auch die Therapie bei meiner Psychiaterin zu Ende. Was hat mir das, als Resümee, letztlich gebracht? Wichtig ist das Erkennen der Probleme, die das

Innere belasten können. Das, was man seit vielen Jahren mit sich herum schleppt und als sein normales Sein akzeptiert und für richtig erachtet, muss man vielleicht doch mal neu überdenken. Viele Charaktere schleppt man vielleicht doch viel zu lange als so genannte Altlast mit sich herum. Dann wird es wirklich mal Zeit, darüber nachzudenken. Handelt man immer richtig an seinen Mitmenschen? Geht man richtig mit Situationen um, die einen im Nachhinein belasten können? Viele Dinge kann man vielleicht übergehen, bevor sie zum störenden Ballast werden. Oder es lohnt sich Dinge zu überdenken, bevor man sie ausführt oder darüber spricht. Man kann sich nicht von heute auf morgen ändern, oder einen gewünschten Charakter wie ein Rollenspiel annehmen. Aber verborgene und tief verschüttete Stellen sichtbar machen und sich wieder aneignen. Längst Vergessenes lohnt sich bestimmt. Alle Antworten hat man bereits in sich. Wenn der richtige Filter gesetzt ist, dann kann man sich auf den Weg machen. Sich zu verändern oder eher passend anzugleichen ist nicht innerhalb kurzer Zeit zu erreichen. Man braucht mehr als doppelt so lange, wie man am Anfang glaubt. Aber es lohnt sich, wenn man sich nur ständig überprüft und die Richtung korrigiert. Oft ändert sich ein Problem mit seinen Ängsten nicht. Aber die Einstellung zu angstbehafteten Vorgängen kann sich ändern und so lässt man weniger an sich heran oder stärkt und stützt sein schützendes Feld.

Ich hatte Angst vor den Tagen, an denen ich die Sitzungen vermissen werde. Ich dachte, dass ich doch eine Gewohnheit aufgebaut habe, von mir zu erzählen. Andererseits habe ich doch viel gelernt, um mich in die Welt da draußen zu stürzen. Es wird Rückschläge wie zuvor geben. Aber es kommt auf mich an, damit jetzt erfolgreich umzugehen. Wird schon schief gehen. Aber jetzt kann ich es steuern. Ich versuche es wenigstens.

Ich bin wieder mal vom Thema abgekommen. Irgendwo in den letzten Sätzen erwähnte ich die Entscheidung, sich den anstehenden Ängsten entgegenzustellen oder einfach alles zu vergessen. Es hört sich toll und mutig an, wenn man sagt, dass man sich den

Problemen entgegenstellt. Das würde aber bedeuten, dass man sich nur noch mit allem was belastend ist auseinandersetzt. Ein ständiges Vor-Augen führen der Geschehnisse ist nicht immer von Vorteil. Die Angst wird dadurch nicht kleiner, vielleicht bekommt man Hornhaut auf der Seele und stumpft ab. Würden Sie das wollen? Bestimmt nicht. Jeder normale Mensch ist froh über einen Restfunken natürlicher Sensibilität. Ein instinktiver Schutzmechanismus des Gehirns ist das Vergessen. Was nicht benötigt wird, das wird vergessen. Es wird hinten dran geschoben, hinter alles, was wichtig ist. Angst ist unwichtig. Es ist nicht feige zu vergessen. Aber es hilft, die Gedanken nicht zu verschwenden. Nutzen Sie diesen Mechanismus, er ist uns angeboren.

Irgendwann waren meine Therapiestunden zu Ende. Die Krankenkassen denken ja, dass nach Abschluss von 50 Stunden eine verbogene Psyche wieder intakt ist. Das kann selbstverständlich passieren. Es soll ja schon vorgekommen sein. Das dachte ich ja auch einige Zeit danach. Den fehlenden Feinschliff, den man selbst erwartet, kann man ja mit dem angeeigneten Halbwissen selbst richten. Aber das Leben hält immer wieder bunte Knallbonbons für uns bereit. In Momenten, in denen wir es am wenigsten erwarten. Eigentlich ist nie der rechte Moment. Einige Monate nach meiner psychischen Therapie bekam meine Frau bei einer Routineuntersuchung des Darms die schlimme Nachricht, dass sie ein Karzinom hat. Das hatte uns gerade noch gefehlt. Meine aufgerichtete Psyche brach wie ein Kartenhaus zusammen. Die Psyche meiner Frau auch. Gerade war die eine schlimme Wunde geheilt, brach die Nächste auf und blutete in Strömen aus Tränen weiter. Man hält sich zwar gegenseitig fest, aber jeder für sich ist am Ende seiner Leistungsfähigkeit. Sie wurde sehr schnell operiert und bekam glücklicherweise keine Chemotherapie. Die langen Haare meiner Frau gehörten einfach zu ihr. Das Karzinom war laut Angabe der Ärzte mit 7 mm Durchmesser zu klein, um sich sinnlos zu verteilen. Einige Zeit später wurde eine Nachuntersuchung eingeleitet. Hier kam wieder die nächste

Katastrophe. Das nächste Karzinom wurde entdeckt. Ein Stück weiter und tiefer in der äußeren Darmwand. Viel größer als das Erste. In dieser Größe, das wussten wir durch die ersten Gespräche, beginnen diese Biester mit der Vermehrung ihrer fragwürdigen Art. Doch der untersuchende Arzt war sich dann doch nicht wirklich sicher. „Es könnte auch….., hm, wir brauchen noch ein zweites Urteil einer Gynäkologin. Machen Sie so schnell es geht einen Termin", sagte der Arzt zu meiner Frau. Die nächste Welt war am Zusammenbrechen. Meine Frau auch. Und ich konnte es nicht fassen, war das mit mir denn nicht genug des Leidens? Der Termin bei der Frauenärztin wurde schnellstens gemacht. Die Untersuchung aus der Sichtweise einer Gynäkologin brachte die Ärztin fast zum Schmunzeln, es war der Eierstock den der Arzt bei der Untersuchung durch die Darmwände hindurch gesehen hat. Es erleichterte uns zwar, trotz allem kann man nicht aus einem Tief wieder so schnell nach oben kommen. Meine Frau beantragte eine Reha und blieb dort 4 Wochen. Hier wurde für die Aufnahme, natürlich nur der Vollständigkeit halber, der letzte Untersuchungsbericht angefordert. Er wurde direkt zur Stationsärztin geschickt und die sprach meine Frau drauf an, ob sie denn schon einen OP-Termin hätte. Meine Frau meinte: „Äh, für was?", „Na ja, nach dem letzten Befund haben Sie doch wieder an der alten Operationsstelle doch einen Neuwuchs des alten Karzinoms, das muss doch schnellstens raus" meinte die Trägerin des weißen Kittels. Meine Frau fiel fast aus allen Wolken. Sie ließ sich den neuen Bericht zeigen, er trug das heutige Datum. Es gab erstmal keinen Zweifel. Jetzt wurde Rücksprache mit dem Krankenhaus gehalten und es stellte sich heraus, dass dieser Bericht eine Abschrift der ersten Untersuchung der schon vollzogenen Operation war, versehentlich wurde vor dem Faxen des Berichts das heutige Datum eingetragen. Meine Frau war trotz des Irrtums vollkommen zerstört. Die Reha war zwecklos, weil sie durch dieses ständigen Auf und Ab nicht mehr zur Ruhe kam. Und ich war erstmal zu weit weg, um sofort zu trösten.

All das nagte an unserem Seelenkostüm, so dass ich wieder meine rosa Brille aufsetzte. Diese wechselnden Stimmungen konnte ich innerlich nicht mehr glatt bügeln. Ich hatte die Kraft nicht mehr dazu. Hinzu kam noch, dass an meinem Arbeitsplatz, zu dem ich mittlerweile wieder zurückgekehrt war, meine Lern- und Konzentrationsfähigkeit vollkommen eingebrochen war. Verträge oder sonstige Schriftstücke, die ich vor meinem Schlaganfall selbst aufgesetzt hatte, oder die ich von Kunden bekam, konnte ich im Sinn nicht mehr ohne Hilfe von Außen verstehen. Meine Kollegen die ich zum Erklären heranzog, mussten mir viele Dinge sehr einfach oder langwierig erläutern. Oft hatte ich den Eindruck, dass mein ständiges Bitten einigen auf die Nerven ging, weil sie ein anderes Verständnis von mir gewöhnt waren. Neue Computerprogramme und deren Verfahrensweisen konnte ich mir nicht ins Gehirn bringen. Ich verstand einige Abläufe nicht mehr und es fehlte mir die Orientierung um mich in deren Menüstruktur zurechtzufinden. Das war sehr schlimm für mich, weil ich doch immer für Programme jeder Art sehr lernfähig war. Und jetzt? Jetzt konnte ich neue Dinge nicht mehr hinzulernen. Programmabläufe, die ich durch meinen Reset vergessen hatte, konnte ich nicht richtig wieder erlernen, denn wenn ich in Fachbüchern die Erklärungen nachlesen wollte, konnte ich das Gelesene nicht mehr richtig oder nur zum Teil nachvollziehen. Es ist schwer diese Änderung zu akzeptieren. Jeder Arzt oder Psychologe sagte dann, dass ich mich zu stark selbst unter Druck setze. Klar. Aber es gibt wohl keinen Menschen, der mit einer verminderten Lernfähigkeit oder einem Vergessen seines Erlernten zurechtkommt. Stellen Sie sich vor, dass Sie Ihren Beruf nicht mehr ausüben können, weil vieles von dem was Sie mal konnten, einfach weg ist. Sie brauchen ja nur in Ihrer Literatur nachzuschlagen, aber Sie werden es nicht mehr begreifen. Oder eben nur zum Teil. Könnten Sie das einfach so hinnehmen? Seien Sie ehrlich.

Je mehr ich meine Veränderung erkannte, umso mehr drückte es mich nach unten. Ich wusste zwar von Anfang an, dass ich mich mit dem Schlaganfall verändert habe, aber die Größe und die Folgen dieser Veränderung, konnte ich damals als es geschah, nicht im Geringsten abschätzen. Erst, als dieses Wissen gefordert wurde, kam alles zum Vorschein, was ich nicht ertragen konnte.

Ängste, Versagensängste, neuer Druck von der Arbeitsstelle, Depressionen, geringere Stressempfindungsschwelle, geringe Leistungsfähigkeit, kürzerer Tagesablauf. All das sind Empfindungen, die ständig im Kopf kreisen. Für einige Zeit konnte ich das aushalten. Aber es geht nicht auf Dauer. Irgendwann sind die Reserven einfach aufgebraucht.

●

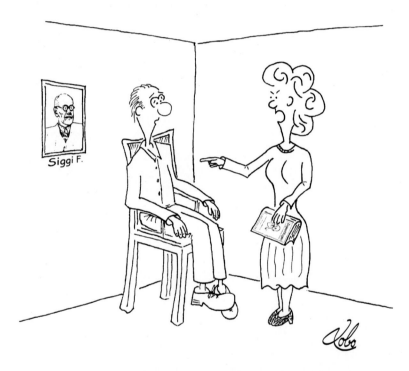

Gestehen Sie, wo waren Sie am 26.02.2007?

Kapitel 37: Ganz kurz noch: Das nachgeschobene Kapitel

Erinnern Sie sich noch an meine Ankündigung eines eigenständigen Kapitels? Hierbei sollte es um das Thema gehen was der Chefarzt damals zu meiner Frau gesagt hat als meine schwersten Stunden angefangen haben.

Die ersten drei Tage waren vergangen, ohne mich zu fragen. Hier hatte ich kein Recht über mein Leben zu bestimmen. Ich war ein schwach atmendes Stück Fleisch. Meine Frau hat mir für eine sehr lange Zeit diese Gespräche mit dem Chefarzt vorenthalten. Weibliche Sturheit mit Hintergründen und nicht aus Boshaftigkeit. Sie hat es mir aus Rücksicht auf meinen Zustand nicht verraten. Wie schwer muss es für sie gewesen sein mit diesem Geheimnis die ganze Zeit zu leben? Aber jetzt war diese Zeit vorbei. Doch es bleibt im Hals des Lebens stecken. Erst nach zwei Jahren war sie bereit, mir davon zu berichten.

Ich war damals zwischen meinen ersten Anfällen in eine Art Tiefschlaf gefallen. Was ich selbst in diesen Momenten erlebte, habe ich inzwischen schon sehr detailliert beschrieben und ich glaube, das reicht jetzt. Doch die lebende Welt jenseits meiner Wahrnehmung tickte unabhängig weiter. Was außerhalb meines Ichs geschah, erlebte eben meine Frau. Sie war ja bei einigen Anfällen im gleichen Zimmer und erlebte diesen Ablauf hautnah. Leider. Ich hätte ihr es gerne erspart, weil es mit Sicherheit sehr schlimme Momente waren. Manchmal bekam ich aus meinen verzerrten Augenwinkel mit wie sie scheinbar sehr tapfer das Krankenzimmer verließ um verzweifelt auf dem Flur zu stehen. Sie kämpfte umsonst gegen ihre Tränen. Der Chefarzt stufte meinen jetzigen Zustand nach seiner Erfahrung als sehr kritisch ein. In meinem Gehirn lag nach dem Dauerbombardement der geplatzten Sinusvene und der ständigen Anfälle längst nicht mehr alles funktionstüchtig an Ort und Stelle. Diese Gewitter hatten die Chance mein Gehirn dauerhaft und massiv zu schädigen oder gar wichtige Funktionen außer Kraft zu setzen. Das alles war keine gute Prognose die meine Frau mitbekam.

Ein operativer Eingriff könnte aber durchaus die Chance meines Überlebens erhöhen. Jedoch nicht ohne ein gewaltiges Risiko. „Ihr Mann könnte die OP, je nach seinem inneren Zustand, nicht überstehen. Trotzdem, wenn er überlebt, ist eine dauerhafte Schädigung des Gehirns nicht zu verhindern. Das heißt, Ihr Mann wird ein Pflegefall zeit seines Lebens bleiben. Er wird dann behindert sein", sagte der Chefarzt zu meiner Frau. Sie starrte ihn fassungslos an. „Aber wir brauchen ihre Einwilligung für den Eingriff. Und das innerhalb der kommenden sechs Stunden. Oder, wir lassen ihn in Ruhe sterben." Meine Frau fuhr wie ferngesteuert nach Hause und sollte in »Ruhe« über Leben, Behinderung oder Tod entscheiden. Ein Countdown zu einer einschneidenden Veränderung von allem, was bisher war. Wie hätten Sie in dieser kurzen Zeit entschieden? Meine Frau vertraute vielleicht unbewusst auf Gott. Und dieser war nicht untätig. Innerhalb der kommenden Stunden stabilisierte sich mein Zustand plötzlich, das Leben zog wieder in meine bewegungslose Hülle. Ob das von selbst geschah? Ich hatte trotzdem längst nicht alles überstanden. Doch haben sie bereits gelesen. Dass ich hier mein Leben ohne Operation wieder neu geschenkt bekam, soll hier keine Werbung dazu sein, lieber alle Eingriffe fallen zu lassen, denn das liegt in einer anderen Hand. Jeder Fall ist zu individuell, um hier etwas über einen Kamm zu ziehen.

Der Chirurg will, dass seine Arbeit gelingt; es hat menschliche Gründe und ein bisschen Berufsehre ist ja auch dabei. Und die Angehörigen wollen, dass Onkel Kurt überlebt. Auch, wenn er zu Weihnachten nicht jedem was geschenkt hat. Das neue Testament hat nicht immer was damit zu tun. Jeder hat seinen eigenen Standpunkt, aber es vereint sich zu dem gleichen Ergebnis: das Leben soll bleiben. So einfach ist das. So einfach? Na ja. Jedenfalls bin ich froh, dass meine Frau auf diese Art und Weise, und vielleicht aus einem Bauchgefühl heraus, mir das Leben gerettet und die Normalität erhalten hat.

●

Kapitel 38: Ein Nachwort zum Vorwort

Erinnern Sie sich noch an meine kurze Einleitung am Anfang des Buches?

Zitat: „Keiner muss denken, nur weil er nicht raucht, übermäßig trinkt oder sonst einen unsteten Lebenswandel hat, kommt nicht in die gleiche Lage, in der ich war".

Es ist völlig nebensächlich, wie gesund ein Mensch lebt. Vollkost, Trennkost oder Fertigfutter. Alles ist egal.

Aber wie kann ich nur so etwas sagen? Ganz einfach aus Erfahrung und dem, was man so in der eigenen Umgebung hört. Vielleicht vor der Kasse im Lebensmittelmarkt um die Ecke oder vor dem Aufzug oder in der U-Bahn. Man will es manchmal gar nicht hören. Doch dann hat man trotzdem unfreiwillig Zeit und denkt vielleicht erst Stunden später über das Gehörte nach. Man entdeckt irgendwann die Widersprüchlichkeiten in Plaudereien wie folgt:

„Haben Sie das von dem Mann aus dem zweiten Stock gehört? Er war noch so jung und hat immer so gesund gegessen. Nur Obst und Gemüse, und geraucht hat der auch nicht. Na, so einen Schwiegersohn habe ich mir schon immer gewünscht. Schade, dass ich keine Tochter habe. Und mein Sohn ist ja auch schon fest liiert. Ganz plötzlich ist bei ihm irgendein Krebs festgestellt worden", „Ja, und letzte Woche die junge Frau, die kürzlich erst gegenüber eingezogen ist, hat irgend so eine Blutkrankheit, »Legasthenie« oder so ähnlich, ich bin ja da auch kein Fachmann. Das soll ja ganz schlimm sein. Ganz schrecklich. Die ist doch jeden Morgen vor ihrer Arbeit zum Joggen in den Wald gegangen, seltsam".

Oder auch solche Geschichten: „Der Müller aus der Kellerwohnung hat einen Infarkt bekommen. Na ja, das war auch zu erwarten. Kistenweise hat er das Bier und den Schnaps nach Hause geschleppt, und was der so in der Mülltonne hatte....". „Und dieser komische Rothaarige vom Parterre links, ich konnte den ja nie leiden, ist einfach umgekippt. Und zur Beerdigung kam auch keiner. Der hat gequalmt wie ein Schlot. Eine Zigarette nach der anderen hat der angezündet. Das verwundert mich gar nicht. Hatte ich schon gesagt, dass ich ihn nie leiden konnte? Und immer so ungepflegte Fingernägel".

Schicksale, wie diese, werden herumerzählt und sind schnell vergessen. Relativ. Beide Geschichten sind kurz und schnell erzählt. Doch die ersten beiden Beispiele bleiben plötzlich länger im Gedächtnis, je intensiver man darüber nachdenkt, und die Verwunderung ist berechtigt groß. Wer gesund lebt, kann doch gar nicht krank werden. Wie soll das gehen? Und die anderen, die Ungesunden? Klar. Die haben nachgeholfen, recht so. Wer seinem Körper Gifte wie Alkohol und Zigaretten, und sogar in großen Mengen zuführt, kann doch nur krank werden. So denkt der Volksmund. Und seien Sie ehrlich, haben Sie sich auch schon einmal bei einem solchen Gedanken erwischt?

Und ein weiteres Beispiel der Verständnislosigkeit. Sie kennen doch auch bestimmt die Geschichte von dem alten Mann, der seit seinem 12. Lebensjahr mehrere Schachteln von dem billigen Kraut raucht und jetzt mit über 93 immer noch mit dem Fahrrad in seinen Garten fährt und noch nie ernsthaft krank war. Einen solchen Menschen gibt es doch mit Sicherheit auch in Ihrer Gegend. Er ist kerngesund und es müsste doch dafür eine Erklärung geben warum er noch nicht an den Atemwegen erkrankt ist. Die Gegenseite sieht so aus: Es ist eine 16jährige Nachbarin, die nie im Leben geraucht hat und doch an Lungenkrebs erkrankt ist. Sie wurde geheilt, aber die Spuren werden ein Leben lang auf, und in ihrem Körper bleiben.

Wo ist der Sinn all dieser Geschichten zu suchen? Gibt es überhaupt einen Sinn in irgendeiner Krankheit? Natürlich nicht. Dann wären die Geschichten unserer Mitmenschen viel zu schnell erzählt, was das Mitdenken nicht gerade fördert. Und verstehen wird man nur die Geschichten, in denen Krankheiten selbst verursacht wurden. Da ist man selbst dran Schuld. So sagt man.

Das ist aber nicht realistisch. Für keinen. Wenn man es dabei belässt, ist schnell eine plausible Erklärung gefunden und damit ist es gut. Ist das nicht ein bisschen einfach? Was ist aber mit den anderen, die ihr Leben immer mit bedacht geführt haben? Wer hat die Schuld an deren Zustand? Also, ist denn nichts logisch auf dieser Welt?

Das ist also das Leben, das passiert, während dessen man damit beschäftigt ist, andere Pläne zu schmieden. Wo habe ich diesen Satz schon einmal gelesen?

Ist es folglich egal, wie ich mein Leben führe? Natürlich nicht. Gott allein weiß warum der gesunde Lebensstil krank macht und der ausschweifende und reichhaltige scheinbar abhärtet. Eben nur von Fall zu Fall. Fakt ist allerdings, Entschuldigung, es mag vielleicht nur meine Meinung sein, um eine schwere Krankheit körperlich zu überstehen, und die Chance zum Gesundwerden zu erhöhen, setzt ohne Zweifel einen einigermaßen gesunden Körper voraus. Wer einer möglichen Heilung mit zu fettem Essen, zu viel Alkohol oder stangenweise Zigaretten ins Handwerk pfuscht, hat nichts begriffen wenn der Körper seine »Mach-mal-langsam-Signale« sendet.

Das heißt, wer aus reiner Prophylaxe seine Hülle und deren Innenleben gut behandelt, wenigstens im Rahmen des Möglichen, beugt nach meiner Überzeugung, die nicht mit meinen Jahren, aber aus dem Erlebten heraus gewachsen ist, nicht einer möglichen Krankheit vor, sondern er bekommt vielleicht »nur«, eine höhere Heilungschance. Na, wenn das kein Grund ist.

Ich bin kein Gesundheitsapostel, denn ich lasse mich beinahe allabendlich von mindestens 100 Gramm Schokolade verführen und gelobe mir am nächsten Morgen auf dem Ergometer schwitzend Besserung. Leider ohne Erfolg. Aber auf diese Weise bekommt der Körper die Menge des süßen Giftes zugeführt, die er verlangt, und die Figur erhält das Mindestmaß an Bewegung die sie braucht. Verzicht macht eben nicht gerade glücklich, fordert aber im Gegenzug das Verlangen nach mehr. Wer sich hängen lässt und seine Zeit mit sogenannten »Extreme-Couching« oder auch »Chips und Zapping« vergeudet, der verschenkt auch seine Chancen zur

Verbesserung seiner Lage. Wenn er sich überhaupt in irgendeiner Lage befindet.

Kein Mensch trägt in seinen Genen ein eigenes Immunsystem mit sich herum, das gegen einen Schlaganfall resistent macht. Aber andererseits schlummert das Risiko des Krankwerdens auch nicht rudimentär und irgendwo als eine Art Standard in den Organen.

Zurückdenkend, und an viele Gespräche mit meinen behandelten Ärzten, Entschuldigung, ich meine mit den vernünftigen Ärzten, habe ich erfahren, dass es in meiner Situation ein großer und nicht zu verachtender Vorteil war, dass meine anfängliche Verfassung nicht die schlechteste war. Einige jener Ärzte, mit denen ich mich über dieses Thema unterhalten konnte, machten mir klar, dass ich zu Beginn nur all zu oft kurz vor einem Exitus stand. "Sie hatten mehrmals unglaubliches Glück gehabt", hieß es meistens. Welches Ausmaß, nur als reine Möglichkeit, hätte meine Krankheit oder Zustand, wie auch immer man das nennen mag, bekommen, wenn dieses Schicksal einen anderen Körper, in einem anderen Zustand, getroffen hätte? Vielleicht auf einen, der das, lassen Sie mich das mal vorsichtig so umschreiben, »Ergebnis eines mannigfaltigen Konsums« ist. Jede sogenannte Wohlstandsdroge, also Zigaretten, Alkohol, Junk Food und so weiter, geht frei nach dem Prinzip des Paracelsus: „Allein die Dosis bestimmt das Gift". Zur Selbstheilung, nach zum Beispiel einem Schlaganfall, ist keiner fähig. Aber die Fähigkeit, das verabreichte Medikament oder eine angeordnete Therapie zu absorbieren und richtig einzusetzen, das schafft man nicht unbedingt mit einem, von ausschweifenden Leben gekennzeichneten Inneren.

Ich habe in den Aufzeichnungen meiner bisherigen Erlebnisse so oft über meine geflossenen Tränen geschrieben, dass ich selbst ab und zu auf den Gedanken kam, dass ich zu weich für diese Misere bin. Dabei dachte ich immer, ich bin recht hart im Nehmen. Ein amerikanischer Mitpatient meinte, dass das alles eine Prüfung von Gott sei. Ich unterhielt mich gelegentlich mit ihm über sein Erlebtes. Er war als 18jähriger im Vietnam-Krieg und sah viele seiner Freunde oder Kameraden sterben. Das alles reichte für mindestens zwei Leben. Doch auch er schämte sich seiner Tränen nicht, und auch nach weit über dreißig Jahren trägt er das Erlebte bei sich und hat es nicht vergessen. Warum, sagte er, sollte ein Schlaganfall, dessen Erfahrung er auch machen musste, weniger schlimm sein? Alles ist schlimm was einem ans Leder geht. Wichtig ist nur, dass man überlebt. Und wenn eine Träne fließt, egal, raus damit. Richtiger Mut ist nur, wenn man Angst hat und trotzdem weiter geht.

Alles andere ist nur Dummheit im Moment des Erlebens.

Auch wenn ich weiß, dass ich viele meiner Fähigkeiten nicht mehr zu 100% erreichen werde, dann muss ich eben meine Meßlatte auf ein neues 100% kalibrieren. Wenn man das durchsteht, dann sind wohl einige Tränen als Streckenzoll auf diesem harten Weg nichts Aufregendes.

Irgendwann wird vielleicht der Zeitpunkt kommen, in einem Jahr, in zwei Jahren oder gar in zehn Jahren, dass ich über mein Erlebtes lache. Nicht aus Spott, sondern aus Freude, dass ich alles überstanden habe. Man freut sich immer am Ende einer Geschichte mit einem guten Ausgang. Den guten Ausgang einer Geschichte erkennt man immer nur aus einem gehörigen Abstand. Den Abstand von Jahren.

•

Vorletztes Kapitel und Hollywood als Vergleich

Ich denke oft an einen Film mit Harisson Ford, „In Sachen Henry". In diesem Film spielt er einen charakterlosen Anwalt, der seine Mitmenschen kalt übergeht. Eines Tages wird er angeschossen und die Verletzungen legen ihn ins Koma. Nach dem Aufwachen muss er wieder alle Dinge des Alltags lernen. Lesen, schreiben, laufen, sprechen und lieben. Ja, auch die Fähigkeit Gefühle zu geben oder zuzulassen kann durch so einen Vorfall verschwinden. Seine Frau hält zu ihm, obwohl sich die Beiden einander nichts mehr zu geben haben. Er ist erstaunt, wenn ihm jemand von seinen damaligen Charakterzügen erzählt und hat ohne dass ein Anstoß von anderen kommt eine völlig andere Meinung von sich selbst und von dem, was er jetzt denkt und tut.

Es geht mir hierbei nicht unbedingt um Parallelen zu mir, so einen schlechten Charakter hatte, oder habe ich ja doch nicht, sondern nur um eine mögliche Wesensveränderung, die man an sich selbst feststellt und die man, wenn das ehemalige Umfeld Deiner Mitmenschen Dir die Chance dazu geben und Dich dabei unterstützen will, auch in die Tat umsetzen kann.

Beim Zurückdenken sehe ich trotzdem, dass ich vielleicht anderen Menschen meine Meinung aufgeprägt habe. Manche haben das oft als Rechthaberei empfunden. Rechthaberei ist aber ein Charakterzug, in dem man immer Recht haben will, ohne Rücksicht auf das tatsächliche Wissen und den Wahrheitsgehalt der Sache selbst. Aber, wenn ich etwas wusste hab ich nicht geschwiegen, denn ich sage was ich denke, damit ich höre, was ich weiß. Ich weiß, dass ich um Antworten selten verlegen bin und das stört viele Menschen weil sie vielleicht gedanklich noch nicht an dieser Stelle des Gesprächs sind. Und viele waren oft schon einen Satz weiter. Man findet im Leben immer seinen Meister. Immer einen Überlegenen.

Also möchte ich mir vornehmen, die andere Meinung mehr gelten zu lassen. Und wenn sie falsch ist, argumentiere ich doch so, wie früher. Aber ich sollte andere mehr nach ihrer Meinung fragen.

Wenn man ehrlich zu sich selbst ist, gibt es viele Dinge, die Dich an Deinem Handeln stören. Nach einem solchen »Reset« kannst Du Dir einiges vornehmen.

Wenn Du einen kleinen Schritt schaffst, hast Du viel gewonnen.

•

Danke.

An alle die mich unterstützt haben, oder die mir nur einen Gruß ausrichten ließen. Auch das war ein Teil der Unterstützung die ich erhielt. Oft von den Menschen, von denen ich es am wenigsten oder auch gar nicht erwartet hätte.

Meine Eltern gebührt der Dank, dass sie sich auch wie meine Frau, um die Dinge des Alltags gekümmert haben, die ich sonst gemacht hätte. Und natürlich ein dickes Entschuldigung, dass ich Euch allen solche Sorgen machte.

Alle Freunde, mein Bruder, meine Schwägerin und alle nahen Verwandten und Bekannte, und auch alle Nachbarn beziehungsweise auch die, die ich dummerweise, jedoch nicht absichtlich vergessen habe, die mich dadurch unterstützten, dass sie mich besuchten oder »nur«, dass sie meine Frau unterstützten und ermutigten. Denn ohne sie, und ihr soll der meiste Dank zukommen, hätte ich diese Zeilen nicht geschrieben und auch nicht schreiben können.

Und ohne sie hätte ich meine Krankheit nicht so gut überstanden, weil ich oft seelisch und körperlich nicht wusste wie und ob es überhaupt mit mir weitergeht.

Es hat uns sogar enger aneinander geschweißt. Und das war das Wichtigste und das einzig Gute daran.

Na hoffentlich denke ich immer daran, und ihr nicht nur deswegen auch öfters Blumen mitzubringen....

.... oder Brotkörbe.

•

Was sie zum Abschluss unbedingt wissen sollten:

Seit der Fertigstellung dieses Buches ist viel geschehen.
Ende 2009 trennten meine Frau und ich uns von einander und
Anfang 2011 wurden wir geschieden. Aus einem Loyalitätskonflikt
heraus entstand ein schweres Zerwürfnis mit meinen beiden Söhnen
Dominik und Patrick und ich hoffe, dass sich diese Zerrissenheit im
Laufe des weiteren Lebens wieder einrenkt. Meine Ex-Frau und ich
hatten so viele Höhen und Tiefen zusammen erlebt und
überstanden, aber zur letzten Hürde reichte unsere Kraft nicht mehr
aus.

Sehr viele von meinen kognitiven Störungen sind weiterhin eine
bleibende Behinderung geblieben, auch wenn es kaum jemanden
auffällt. Meine Psyche ist nicht mehr Faltenfrei und meine
Leistungsfähigkeit kommt nicht mehr auf 100%. Mit dem vielen
zusätzlichen Ausruhen fand ich mich irgendwann ab. Und gegen den
verschwundenen Orientierungssinn benutze ich eben ein
Navigationsgerät. Hilfsmittel sind ja erlaubt.

Doch ich habe mein Leben erhalten können.

Es begann für mich eine sehr schwierige und dunkle Zeit, aber
ich vertraute immer an eine höhere Macht, denn alles was ich
erlebte, war mit Sicherheit kein Zufall und ergibt vielleicht doch
irgendwann einen Sinn. Irgendwann.

Ich begann somit ein weiteres neues Leben, denn…..

„Life is what happens to you, while you're busy making other plans"

John Lennon

Ende

Jedes Buch wird irgendjemanden gewidmet,
das macht natürlich mächtig Eindruck.
Ich möchte jetzt einfach Mal so richtig egoistisch sein
und es einfach nur meiner Gesundheit widmen,
auf dass sie mir möglichst lange erhalten bleibt.
Denn es ist einfach das höchste Gut für jeden.

im Jahr des Schlaganfalls.